宫内外复合妊娠的诊治

杨　霞　徐冬梅 / 主　编
陈　丽　王　倩 / 副主编

重庆大学出版社

图书在版编目（CIP）数据

宫内外复合妊娠的诊治 / 杨霞，徐冬梅主编.

--重庆：重庆大学出版社，2025.1. --（临床医学专著系列）.--ISBN 978-7-5689-4844-9

Ⅰ.R714.22

中国国家版本馆CIP数据核字第2024JP5729号

宫内外复合妊娠的诊治
GONGNEIWAI FUHE RENSHEN DE ZHENZHI

杨 霞 徐冬梅 主 编

策划编辑：胡 斌

责任编辑：胡 斌　版式设计：胡 斌
责任校对：邹 忌　责任印制：张 策

*

重庆大学出版社出版发行

出版人：陈晓阳

社址：重庆市沙坪坝区大学城西路21号

邮编：401331

电话：（023）88617190　88617185（中小学）

传真：（023）88617186　88617166

网址：http://www.cqup.com.cn

邮箱：fxk@cqup.com.cn（营销中心）

全国新华书店经销

重庆正文印务有限公司印刷

*

开本：720mm×1020mm　1/16　印张：12.75　字数：210千
2025年1月第1版　2025年1月第1次印刷
ISBN 978-7-5689-4844-9　定价：78.00元

序

在重庆火热的夏天里，笔者怀着激动的心情，迎来了书稿的定稿。按照常规，书稿在出版时，都会邀请本专业的权威人士写序言。然而，思虑再三，还是决定自己写序，以珍惜这个与大家分享从医及写作路途心境的机会。

从踏入医院那天起，为患者解除病痛就成为我终身的追求和努力奋斗的目标。从医路上，有欢乐、有艰辛，新生命的诞生和患者痊愈后的笑颜，这些都是激励我在工作中不断努力前行的动力。我的专业方向是妇科内分泌及生殖微创外科领域，这让我有幸陪伴许多不孕患者走过她们的治疗之路，这些路途或光明或荆棘，但每一程都让我动容。

毕业后，我如愿成为一名临床医生，第一次遇到宫内外复合妊娠这类特殊疾病时，我就感觉到了这类疾病既充满挑战也充满希望。这种情况在自然妊娠中极为罕见，然而，随着不孕不育问题的增加以及辅助生殖技术的发展，此类妊娠逐渐被更多的医生和患者认识。当时，初为临床医生的我，并没有太多经验遵循，让患者继续妊娠或是终止妊娠，期待治疗或是手术治疗，如何做出最佳的诊疗决策，成为我必须面对的挑战。

得益于重庆市妇幼保健院（重庆医科大学附属妇女儿童医院、重庆市妇产科医院、重庆市遗传与生殖研究所）辅助生殖中心的发展，每年上万例的移植周期使我有机会接触到比一般医院更多的宫内外复合妊娠患者。特别是一些临床罕见的宫内合并特殊部位的复合妊娠，每一份病历都蕴含着患者的喜乐，值得仔细品味。每当看到孕妇虽经历艰辛，但最终获得健康宝宝的喜悦，我都深受感动，并坚定了要把这些年对宫内外复合妊娠患者的诊疗经验进行整理、总结并分享给大家的决心。

在团队成员的大力支持下，我查阅了近二十年的宫内外复合妊娠病例资料，并按逻辑将其集结成本书。本书共有十二章，从妊娠生理，到不同类型宫内外复合妊娠的诊断处理，再到围手术期管理及妊娠监督，是对病例的整理归纳，也是工作的总结，更是经验的分享，希望能为妇产科同仁抛砖引玉，在后续的临床工作中拓宽思路，让更多的宫内外复合妊娠患者得到妥善治疗！限于团队的学术水平和写作水平，书中不尽完善之处，敬请读者批评指正！

杨　霞

2024 年 7 月

重庆市妇幼保健院（重庆医科大学附属妇女儿童医院、重庆市妇产科医院、重庆市遗传与生殖研究所）创建于 1944 年，是一所集临床医疗、妇幼保健、科研教学为一体的三级甲等妇幼保健院。2023 年，医院门急诊量 165.30 万人次，住院服务量 5.07 万人次（持续上升）、分娩量 1.74 万人次（重庆市第一），试管婴儿移植周期 1.71 万例（中国西部第一）。妇科内分泌及生殖微创外科创建于 1989 年，经过 30 余年发展，已经成为重庆市体量最大的妇科内分泌及生殖微创专科，在相关领域积累了大量的临床经验。

我们团队有幸见证了医学发展的飞速进步，尤其是在妇科内分泌及生殖微创外科领域。得益于辅助生殖中心的发展，每年上万例的移植周期，使得我们有机会接触到比一般医院更多的宫内外复合妊娠患者，让我们在处理这类疾病的过程中积累了丰富的临床经验。特别是一些罕见的宫内外复合妊娠，如宫内－卵巢复合妊娠、宫内－宫角复合妊娠、宫内－宫颈复合妊娠、宫内－子宫瘢痕复合妊娠、宫内－肌壁间复合妊娠、单角－残角子宫复合妊娠等。随着时间的推移，我们逐渐认识到，尽管医学技术的发展为患者带来了更多的治疗选择，但宫内外复合妊娠的诊疗依旧是一个充满挑战的领域。

宫内外复合妊娠作为一种罕见的病理妊娠，其发生率随着不孕不育问题的增多和辅助生殖技术的广泛应用而逐年上升。面对这一复杂的医学问题，如何在去除宫外妊娠组织的同时确保宫内妊娠的安全继续，如何控制继续妊娠的风险，以及如何平衡治疗效果与患者心理、社会因素之间的关系，都成为我们不得不仔细权衡的问题。

本专著的编写，源自我们对过去数十年在宫内外复合妊娠方面的诊疗经验的总结与分析。通过深入探讨妊娠生理学基础、不同类型宫内外复合妊娠的诊断与处理、围手术期管理以及妊娠监督等各个方面，我们希望能够构建一个全面、系统的宫内外复合妊娠诊疗体系。这个体系不仅涵盖了从疾病基础到临床治疗的全路径，而且注重培养医者的临床思维能力和人文关怀精神。

在书中，我们特别重视对患者思想、意愿及其家庭社会因素的综合评估。因为每一次诊疗决策的背后，不仅仅是医学问题，更多的是关乎一个家庭的幸福和未来。我们深知，在提供医疗服务的同时，维护患者的情感同样重要。

通过这本专著，我们愿意与广大读者分享我们的经验与思考。虽然我们已经努力做到详尽、完善，但医学是一门不断进步的科学，我们也深知仍有许多不足之处。因此，欢迎广大读者和同行提出宝贵的批评建议，以共同推动宫内外复合妊娠诊疗领域的发展。

最后，我们希望本书的出版能够为宫内外复合妊娠的诊疗提供更为广阔的思路，为患者带来更多的希望和福音。同时，我们也期待通过不断的学习和交流，与广大专业人士一道，提升我们在宫内外复合妊娠诊疗领域的专业水平和服务质量。

杨　霞　　徐冬梅

2024 年 7 月

目 录

第一章　正常妊娠及异位妊娠生理

第一节　受精及受精卵发育、输送、着床

一、概述

获能的精子与次级卵母细胞相遇于输卵管，结合形成受精卵的过程称为受精（fertilization）。多数在排卵后数小时内发生，一般不超过 24 小时。晚期囊胚种植于子宫内膜的过程称受精卵着床（nidation）。

二、受精卵形成、输送及着床

（一）受精卵形成

精液射入阴道后，精子离开精液经子宫颈管、子宫腔进入输卵管腔，在此过程中，精子顶体表面的糖蛋白被生殖道分泌物中的 α、β 淀粉酶降解，同时顶体膜结构中胆固醇与磷脂比值和膜电位发生变化，顶体膜的稳定性降低，此过程称为精子获能（sperm capacitation），需 7 小时左右。卵子（次级卵母细胞）从卵巢排出，经输卵管伞部进入输卵管，在输卵管内与获能的精子相遇，精子头部顶体外膜破裂，释放出顶体酶（含顶体素、玻璃酸酶、酯酶等），溶解卵子外围的放射冠和透明带，称为顶体反应（acrosomal reaction）。借助酶的作用，精子穿过放射冠和透明带。只有发生顶体反应的精子才能与次级卵母细胞融合。精子头部与卵子表面接触，卵子细胞质内的皮质颗粒释放溶酶体酶，引起透明带结构改变，精子受体分子变性，阻止其他精子进入透明带，这一过程称为透明带反应（zona reaction）。穿过透明带的精子外膜与卵子胞膜接触

并融合，精子进入卵子内。随后卵子完成第二次减数分裂形成卵原核，卵原核与精原核融合，核膜消失，染色体相互混合，形成二倍体的受精卵（zygote），完成受精过程。

（二）受精卵输送

受精后 30 小时，受精卵借助输卵管蠕动和输卵管上皮纤毛推动向宫腔方向移动。同时开始有丝分裂，即卵裂（cleavage），形成多个子细胞，为卵裂球（blastomere）。受精后 50 小时为 8 细胞阶段。至受精后 72 小时分裂为 16 个细胞的实心胚，称为桑椹胚（morula），随后细胞继续分裂并在细胞间隙集聚来自宫腔的液体形成早期囊胚。受精后第 4 日早期囊胚进入宫腔。受精后第 5~6 日早期囊胚透明带消失，总体积迅速增大，继续分裂发育，形成晚期囊胚。

（三）受精卵着床

大约在受精 6~7 日后胚胎植入子宫内膜的过程称着床。受精卵着床经过定位（apposition）、黏附（adhesion）和侵入（invasion）3 个过程。①定位：透明带消失，晚期囊胚以其内细胞团端接触子宫内膜；②黏附：晚期囊胚黏附在子宫内膜，囊胚表面滋养细胞分化为两层，外层为合体滋养细胞，内层为细胞滋养细胞；③侵入：滋养细胞穿透侵入子宫内膜、内 1/3 肌层及血管，囊胚完全埋入子宫内膜中且被内膜覆盖。

受精卵着床必须具备的条件：①透明带消失；②囊胚细胞滋养细胞分化出合体滋养细胞；③囊胚和子宫内膜同步发育且功能协调；④体内分泌足量的雌激素和孕酮。另外，成功着床还需要由黄体分泌的雌、孕激素支持的子宫内膜具有容受性。子宫内膜容受性仅在月经周期第 20~24 日之间才具有，也即窗口期，子宫仅在极短的窗口期允许受精卵着床。

第二节 异位妊娠

一、概述

受精卵在子宫体腔以外着床称为异位妊娠（ectopic pregnaney，EP），习惯称为宫外孕（exterine pregnancy）。异位妊娠以输卵管妊娠最为常见（占95%）[1]，少见的还有卵巢妊娠、腹腔妊娠、宫颈妊娠、阔韧带妊娠。此外，还包括剖宫产瘢痕部位妊娠、子宫残角妊娠等特殊情况。异位妊娠是妇产科常见的急腹症，发病率为2%~3%[2]，是早期妊娠孕妇死亡的主要原因。近年来，由于异位妊娠得到更早的诊断和处理，患者的存活率和生育保留能力明显提高。

二、异位妊娠的种类

1. 输卵管妊娠（tubal pregnancy），以壶腹部妊娠最多见，约占78%[2]，其次为峡部、伞部，间质部妊娠较少见。另外，在偶然情况下，可见输卵管同侧或双侧多胎妊娠，或宫内与宫外同时妊娠，尤其多见于辅助生殖技术和促排卵受孕者。

2. 卵巢妊娠（ovarian pregnancy，OP），是指受精卵在卵巢着床和发育，文献报道在自然受孕的女性中卵巢妊娠的发生率为1/60000~1/2000，其发病率占异位妊娠的0.5%~3%[3-4]。卵巢妊娠的诊断标准为：①患侧输卵管完整；②异位妊娠位于卵巢组织内；③异位妊娠以卵巢固有韧带与子宫相连；④绒毛组织中有卵巢组织。

3. 腹腔妊娠（abdominal pregnancy），是指胚胎或胎儿位于输卵管、卵巢及阔韧带以外的腹腔内，其发病率为1/10000，约占所有异位妊娠的0.92%，母体死亡率约为0.51%，胎儿存活率仅为1%[5]。腹腔妊娠分为原发性和继发性两类。原发性腹腔妊娠极少见，是指卵子在腹腔内受精种植发育。继发性腹腔妊娠往往发生于输卵管妊娠流产或破裂后，偶可继发于卵巢妊娠或子宫内妊娠而子宫存在缺陷破裂后。输卵管妊娠流产或破裂后，随血液排至腹腔中的胚胎绝大多数迅速死亡被吸收。偶尔胚胎存活，绒毛组织仍附着于原位或排至腹腔后重新种植而获得营养，胚胎在腹腔中继续生长，发展为继发性腹腔妊娠。

4. 宫颈妊娠（cervical pregnancy），是指受精卵种植在宫颈内口以下的颈管黏膜内的异位妊娠，属于罕见的特殊部位异位妊娠，大约9000例妊娠中可能发生1例，在所有异位妊娠中，宫颈妊娠所占比例小于1%[6]。部分宫颈妊娠患者因为保守治疗不能控制大量出血，不得不切除子宫，丧失生育能力，严重时甚至危及生命。

宫颈妊娠的发生原因可能与以下因素相关。①子宫内膜损伤：造成子宫内膜瘢痕形成、宫腔粘连等，使受精卵种植于宫颈管黏膜，而不能种植在宫腔内。②内分泌系统失调：导致子宫内膜尚不具备着床容受性，受精卵在具有着床能力之前，就快速通过宫腔进入了宫颈管内。③宫腔形态改变：子宫发育不良或罹患子宫肌瘤、子宫畸形等进而诱发宫腔变形，干扰了受精卵在宫腔着床。④辅助生殖技术：可能与移植过多或母体的排异反应有关。

5. 子宫残角妊娠（pregnancy in rudimentary horn），是指受精卵于残角子宫内着床并生长发育，多发生于初产妇。残角子宫为子宫先天发育畸形，是胚胎期副中肾管会合过程中出现异常而导致一侧副中肾管发育不全的结局；表现为除单角子宫外，尚可见一较小子宫，宫腔内有时可见内膜线。残角子宫往往不能与另一侧发育较好的宫腔沟通，从而使残角子宫可能以下述两种方式受精：①精子经对侧输卵管外游走至患侧输卵管内与卵子结合而进入残角子宫；②受精卵经对侧输卵管外游到患侧输卵管而进入残角子宫着床发育。

6. 剖宫产瘢痕部位妊娠（cesarean scar pregnancy，CSP），是指受精卵着床于前次剖宫产子宫切口瘢痕处的一种异位妊娠，是一个限时定义，仅限于早孕期（≤12周）。由于剖宫产瘢痕部位妊娠可以造成清宫术中及术后难以控制的大出血、子宫破裂、周围器官损伤，甚至切除子宫等，严重威胁妇女的生殖健康甚至生命，已引起临床上的高度重视。剖宫产瘢痕部位妊娠的发生率为1∶2216~1∶1800，占有剖宫产史妇女的1.15%，占有前次剖宫产史妇女异位妊娠的6.1%[7-8]。

三、输卵管妊娠的危险因素

1. 输卵管炎症。输卵管炎症是输卵管妊娠的主要病因，可分为输卵管黏膜炎和输卵管周围炎。输卵管黏膜炎轻者可使黏膜皱褶粘连，管腔变窄，或使纤毛功能受损，从而导致受精卵在输卵管内运行受阻而于该处着床；输卵管周围炎病变主要在输卵管浆膜层或浆肌层，常造成输卵管周围粘连，输卵管扭曲，管腔狭窄，蠕动减弱，影响受精卵运行。淋病奈瑟菌及沙眼衣原体所致的输卵管炎常累及黏膜，而流产和分娩后感染往往引起输卵管周围炎。

结节性输卵管峡部炎是一种特殊类型的输卵管炎，多由结核杆菌感染生殖道引起，该病变的输卵管黏膜上皮呈憩室样向肌壁内伸展，肌壁发生结节性增生，使输卵管近端肌层肥厚，影响其蠕动功能，导致受精卵运行受阻，容易发生输卵管妊娠。

2. 输卵管妊娠史或手术史。曾有输卵管妊娠史的患者，不管是经过保守治疗后自然吸收，还是接受输卵管保守性手术，再次异位妊娠的概率达10%；有过2次以上异位妊娠病史者，则再发的风险增加至25%以上；输卵管绝育史及手术史者，输卵管妊娠的发生率为10%~20%[9]。尤其是腹腔镜下电凝输卵管及硅胶环套术绝育，可因输卵管瘘或再通而导致输卵管妊娠。曾因不孕接受输卵管粘连分离术、输卵管成形术（输卵管吻合术或输卵管造口术）者，再次输卵管妊娠的可能性也会增加。

3. 输卵管发育不良或功能异常。输卵管过长、肌层发育差、黏膜纤毛缺乏、双输卵管、输卵管憩室或有输卵管副伞等，均可造成输卵管妊娠。输卵管功能（包括蠕动、纤毛活动以及上皮细胞分泌）受雌、孕激素调节。若调节失常，可影响受精卵正常运行。此外，精神因素可引起输卵管痉挛和蠕动异常，干扰受精卵运送。

4. 辅助生殖技术（assisted reproductive technology，ART）。近年，由于辅助生殖技术的应用，输卵管妊娠发生率增加，既往少见的异位妊娠，如卵巢妊娠、宫颈妊娠、腹腔妊娠的发生率增加。

5. 避孕失败。宫内节育器避孕失败、口服紧急避孕药失败，发生异位妊娠的概率较大。

6. 其他。子宫肌瘤或卵巢肿瘤压迫输卵管，影响输卵管管腔的通畅性，使受精卵运行受阻。输卵管子宫内膜异位可增加受精卵着床于输卵管的可能性。

需要说明的是，33%~50%诊断为异位妊娠的患者没有明确的高危因素[10]。

第三节　辅助生殖技术后异位妊娠

一、概述

文献报道，辅助生殖技术后异位妊娠发生率约为 4%~11%[11]，明显高于自然妊娠。辅助生殖技术导致异位妊娠发生率增加的确切机制尚不明确。临床数据显示，输卵管因素、超生理的激素环境、辅助生殖技术操作以及胚胎发育潜能等可能是辅助生殖技术后异位妊娠的高危因素。

二、辅助生殖技术后异位妊娠发生类型

异位妊娠常发生在输卵管内。一项基于人口的研究，其中涉及 1800 例异位妊娠，82% 的异位妊娠发生在输卵管（70% 位于输卵管壶腹部，12% 位于输卵管狭部），而宫角妊娠则占全部异位妊娠的 2%~3%[12]。胚胎移植（embryo transfer，ET）时将多个胚胎及培养介质放在宫腔近底部，使到达输卵管与植入宫腔的胚囊同时发育导致宫内外复合妊娠（heterotopic pregnancy，HP），其发生率为 1%~3%[13]。

三、辅助生殖技术后异位妊娠发病机制

在胚胎移植过程中，虽然将胚胎直接放入子宫腔内，但胚胎于移植后 3~5 日种植，在此过程中，胚胎可能会游走到输卵管内。胚胎移植时刺激引起子宫收缩以及子宫内膜的蠕动波，也有可能将植入子宫腔内的胚胎挤压进输卵管。当输卵管发生病变，如输卵管炎症等导致输卵管管壁纤毛上皮功能异常时，则不能将已进入输卵管的胚胎及时迁移到宫腔内，而输卵管具有适宜胚胎种植的结构，并可表达"种植窗"期的一些特异分子，因而导致胚胎在输卵管内种植发育。

1. 盆腔输卵管炎症。输卵管因素不孕大多是炎症造成的，包括输卵管梗阻或积水等，是辅助生殖技术治疗的主要指征，也是辅助生殖技术后异位妊娠发生的最主要危险因素。胚胎植入为炎症反应过程。一方面，在内膜容受性建立

过程中，促炎信号是必备条件；另一方面，胚胎旁分泌大量促炎因子作用于子宫内膜，使胚胎黏附、侵袭等植入早期事件相关的蛋白高表达。输卵管在炎症损伤时释放促炎信号，其分泌的炎症因子可能诱导胚胎种植，导致异位妊娠。

2. 激素环境。分子研究发现，输卵管基因的表达受雌、孕激素水平的调控，雌激素受体和孕激素受体表达紊乱可能通过影响输卵管蛋白合成、内膜蜕膜化导致胚胎异位种植。此外，雌、孕激素调控基因的改变也可能导致异位妊娠的发生。

3. 胚胎因素。研究发现，异位妊娠与胚胎源性因子E-钙黏蛋白（E-cadherin）的表达有关。E-钙黏蛋白对于小鼠植入前囊胚形成十分关键，敲除E-钙黏蛋白基因的胚胎无法在子宫种植。Revel 等[14]用免疫组织化学法比较了辅助生殖技术后异位妊娠患者和自然妊娠后异位妊娠患者的输卵管胚胎植入点E-钙黏蛋白的表达，结果发现与自然妊娠后异位妊娠的患者相比，E-钙黏蛋白在辅助生殖技术后异位妊娠患者输卵管胚胎植入点表达增强，且定位在胚胎细胞而非输卵管上皮。提示辅助生殖技术体外培养环境改变了胚胎蛋白的表达，可能使这类胚胎无法在子宫内植入而只能移动至输卵管种植。

第四节　宫内外复合妊娠

一、概述

宫内外复合妊娠是一种宫腔内妊娠和异位妊娠同时存在的病理妊娠。其发生率约为1：15000~1：30000[15-16]，是一种罕见的异位妊娠。随着现代社会不孕不育患者的增多，辅助生殖技术的发展，其发病率显著升高，已有报道称宫内外复合妊娠的发生率可高达1/300~1/100[17-18]。不同研究中心所报道的数据不尽一致，据重庆市妇幼保健院（重庆医科大学附属妇女儿童医院）不完全统计，在2011年12月至2019年1月收治的辅助生殖助孕发生宫内外复合妊娠并行手术治疗确诊的患者有 264 例，同期共有 71596 个移植周期，确诊宫内外复合妊娠的发生率为 0.37%[19]。由于存在多部位妊娠，临床上宫内外复合妊娠易出现漏诊、误诊。有意愿继续维持宫内妊娠者，尤其辅助生殖技术助孕患者，其胚胎珍贵，处理较为棘手，易出现宫内妊娠丢失、子宫外妊娠破裂出血，甚至危及生命。因此正确识别及处理宫内外复合妊娠是改善患者生殖预后的关键。

二、高危因素

宫内外复合妊娠的发病机制目前尚未完全清楚，但其危险因素与普通异位妊娠相似，在某种程度上，可将宫内外复合妊娠归为异位妊娠的一种特殊类型。约 71% 的宫内外复合妊娠妇女至少有一种异位妊娠的危险因素，10% 的妇女有三种或以上的危险因素[17]。体外受精过程中卵巢过度刺激综合征（ovarian hyperstimulation syndrome，OHSS）和多胚胎移植与异位妊娠风险增加有关。既往盆腔手术尤其是输卵管手术史、流产史、异位妊娠史、盆腔及输卵管慢性炎症等都被认为是宫内外复合妊娠的高危因素。即使胚胎移植术前切除或结扎输卵管，都不能完全避免宫内外复合妊娠的发生，对于此类患者，更应警惕非常见部位的异位妊娠。

三、流行病学特征

自 1708 年宫内外复合妊娠被首次报道以来，其被定义为宫内及宫外妊娠同时发生。临床上主要依据异位妊娠的发生部位将其分为子宫内合并输卵管妊娠、宫内合并卵巢妊娠、宫内合并宫颈妊娠、宫内合并宫角妊娠、宫内合并腹膜腔或子宫瘢痕妊娠，还有极为罕见的异位种植部位如子宫肌壁间[20]、残角子宫以及腹膜后腰大肌部位等[21]。而最常见的类型为宫内合并输卵管妊娠，约占宫内外复合妊娠的 88.2%~95%[3, 5, 22]。重庆市妇幼保健院（重庆医科大学附属妇女儿童医院）胡晓吟[19]等研究数据显示，宫内外复合妊娠中异位妊娠位于输卵管者占 76.5%，间质部妊娠和宫角部妊娠占 10.98%，肌壁间妊娠及卵巢妊娠各占 0.76%，与文献报道类似。

宫内外复合妊娠属于高危妊娠，异位妊娠的包块可能破裂导致腹腔内出血、失血性休克等，还可导致宫内胎儿流产等不良产科结局。报道显示，宫内外复合妊娠患者术后宫内妊娠的流产率为 6.9%~30%，活产率为 60%~100%[23-24]。此外，据重庆市妇幼保健院（重庆医科大学附属妇女儿童医院）统计，2011—2019 年间宫内外复合妊娠的宫内妊娠早期流产率为 5.3%，早产率为 31.4%，活产率为 62.12%[19]。因此，积极诊断和处理宫内外复合妊娠中的异位妊娠而保留宫内妊娠是可行的，大部分患者可获得较好的妊娠结局。

四、治疗

宫内外复合妊娠早期因同时合并宫内妊娠且症状和体征缺乏特异性，在临床中易出现漏诊和延迟诊断，故早期诊断、早期治疗是改善宫内外复合妊娠患者预后的关键。若患者不希望保留宫内妊娠，治疗决策相对容易，可参照不同部位单纯异位妊娠的相关规范进行处理，同时采用手术或药物终止宫内妊娠。若患者希望维持宫内妊娠，治疗决策相对困难，既要兼顾宫外妊娠病灶处理的及时性与彻底性，还需最大程度减小对宫内妊娠的影响。对宫内外复合妊娠治疗方案的选择取决于异位妊娠的部位、异位妊娠包块大小、是否破裂出血、患者生命体征是否平稳等，包括期待治疗、药物保守治疗、减胎术、手术治疗以及其他一些少见的治疗方式。当异位妊娠位于宫颈、子宫瘢痕处、宫角、输卵管间质部等部位时，因其与宫腔关系密切，治疗时需要特别考虑对宫内妊娠的影响。

对宫内外复合妊娠的治疗建议由妇科、产科、生殖科、超声科、麻醉科等多学科综合治疗（multi-disciplinary treatment，MDT）协作，制订诊疗方案。需保留宫内妊娠的宫内外复合妊娠治疗后的黄体支持及预防宫缩治疗也是维持宫内成功妊娠的关键。

参考文献

［1］Cheng P J，Chueh H Y，Qiu J T. Heterotopic pregnancy in a natural conception cycle presenting as hematometra ［J］. Obstet Gynecol，2004，104（5 Pt 2）：1195-1198.

［2］ Barrenetxea G，Barinaga-Rementeria L，Lopez de Larruzea A，et al. Heterotopic pregnancy：two cases and a comparative review［J］. Fertil Steril，2007，87（2）：417. e9-e15.

［3］ Wang X，Ma D，Zhang Y，et al. Rare heterotopic pregnancy after frozen embryo transfer：a case report and literature review［J］. BMC Pregnancy Childbirth，2020，20（1）：542.

［4］ Hewlett K，Howell C M. Heterotopic pregnancy：simultaneous viable and nonviable pregnancies［J］. JAAPA，2020，33（3）：35-38.

［5］ Reece E A，Petrie R H，Sirmans M F，et al. Combined intrauterine and extrauterine gestations：a review［J］. Am J Obstet Gynecol，1983，146（3）：323-330.

［6］ Dor J，Seidman D S，Levran D，et al. The incidence of combined intrauterine and extrauterine pregnancy after in vitro fertilisation and embryo transfer［J］. Fertil Steril，1991，55（4）：833-834.

［7］ Tummon I S，Whitmore N A，Daniel S A，et al. Transferring more embryos increases risk of heterotopic pregnancy［J］. Fertil Steril，1994，61（6）：1065-1067.

［8］ 刘文霞，刘曼曼，管一春，等 . 经阴道超声引导下减胎术在输卵管间质部妊娠合并宫内孕中的应用——减胎成功 2 例报告［J］. 中华生殖与避孕杂志，2017，37（5）：403-406.

［9］ Acharya K S，Provost M P，Yeh J S，et al. Ectopic pregnancy rates in frozen versus fresh embryo transfer in in vitro fertilization：A systematic review and meta-analysis［J］. Middle East Fertil Soc J，2014，19（4）：233-238.

［10］ Li Z，Sullivan E A，Chapman M，et al. Risk of ectopic pregnancy lowest with transfer of single frozen blastocyst［J］. Hum Reprod，2015，30（9）：2048-2054.

［11］ erkins K M，Boulet S L，Kissin D M，et al. Risk of ectopic pregnancy associated with assisted reproductive technology in the United States［J］. Obstet Gynecol，2015，125（1）：70-78.

［12］ Sahin S，Ozay A，Ergin E，et al. The risk of ectopic pregnancy following GnRH agonist triggering compared with hCG triggering in GnRH antagonist IVF cycles［J］. Arch Gynecol Obstet，2015，291（1）：185-191.

［13］ 李静，乔洪武，管一春，等 . 胚胎移植术后复合妊娠的妊娠结局分析［J］. 内蒙

古医学杂志，2019，51（5）：516-518.

［14］Revel A，Ophir I，Koler M，et al. Changing etiology of tubal pregnancy following IVF ［J］. Hum Reprod，2008，23(6):1372-1376.

［15］徐子力，李欢，于倩倩，等. 复合妊娠的临床研究进展［J］. 中国实验诊断学，2019，23（2）：352-354.

［16］Soriano D，Shrim A，Seidman D S，et al. Diagnosis and treatment of heterotopic pregnancy compared with ectopic pregnancy［J］. J Am Assoc Gynecol Laparosc，2002，9（3）：352-358.

［17］Tal J，Haddad S，Gordon N，et al. Heterotopic pregnancy after ovulation induction and assisted reproductive technologies：a literature review from 1971 to 1993［J］. 1996，66（1）：1-12.

［18］Liu M，Zhang X，Geng L，et al. Risk factors and early predictors for heterotopic pregnancy after in vitro fertilization［J］. PLoS One，2015，10（10）：e0139146.

［19］胡晓吟，张路，林奕，等. 胚胎移植后宫内外复合妊娠手术治疗264例分析［J］. 实用妇产科杂志，2019，35（9）：710-713.

［20］Lyu J，Sun W，Lin Y. Successful management of heterotopic intramural pregnancy leading to a live birth of the intrauterine pregnancy［J］. J Minim Invasive Gynecol，2018，25（7）：1126-1127.

［21］Maleki A，Khalid N，Rajesh Patel C，et al. The rising incidence of heterotopic pregnancy：current perspectives and associations with in-vitro fertilization［J］. Eur J Obstet Gynecol Reprod Biol，2021，266：138-144.

［22］黄荷凤，陈子江. 生殖医学［M］. 北京：人民卫生出版社，2021.

［23］陈璐，温弘，徐冬，等. 复合妊娠的治疗和围产结局分析［J］. 中华妇产科杂志，2018，53（11）：768-775.

［24］Jeon J H，Hwang Y I，Shin I H，et al. The risk factors and pregnancy outcomes of 48 cases of heterotopic pregnancy from a single center［J］. J Korean Med Sci，2016，31（7）：1094-1099.

（陈　丽）

第二章　宫内合并输卵管妊娠

第一节　宫内合并输卵管妊娠的诊治

一、概述

异位妊娠中，输卵管妊娠（tubal pregnancy）的发生率在 90% 以上，是早孕期孕产妇死亡率最高的疾病[1]。而宫内合并输卵管妊娠又是宫内外复合妊娠最常见的一种类型，文献报道占所有宫内外复合妊娠的 88.2%~95%[2-3]。自然妊娠条件下宫内合并输卵管妊娠的发病率低，但随着盆腔炎性疾病、输卵管手术史、异位妊娠史及近年来辅助生殖技术的广泛应用，其发病率逐年上升，临床上相对常见。但对其诊断及治疗仍缺乏高质量的指南及共识，目前大多数诊治经验仍来自相关文献报道。据前期临床统计数据，在重庆市妇幼保健院（重庆医科大学附属妇女儿童医院）收治的所有宫内外复合妊娠中，宫内合并输卵管妊娠占 3/4 以上[4]。

二、高危因素

输卵管作为精子与卵子结合的场所，具有运输受精卵的功能，在妊娠过程中担任桥梁作用。在自然妊娠时，活动的精子通过子宫到输卵管壶腹部与卵子结合，受精卵在输卵管纤毛搏动频率及输卵管平滑肌收缩的控制下，在受精后48~72 小时内通过输卵管到达宫腔内植入[5]。而辅助生殖技术是采取体外受精 - 胚胎移植（in vitro fertilization embryo transfer，IVF-ET）技术，输卵管似乎并未参与妊娠过程。但研究显示，植入宫腔的胚胎在妊娠黄体的作用下，可能漂移到输卵管内，再返回宫腔[6]。输卵管功能异常会导致输卵管运输机制与输卵管植入分子表达异常；输卵管损伤会使输卵管管腔狭窄、纤毛脱落等出现。此时，受精卵返回宫腔的过程可能会被中断，从而形成输卵管妊娠[7]。目前关于宫内合并输卵管妊娠的发病机制研究有限，缺乏高质量的基础研究。但前期研究显示，辅助生殖技术过程中移植管与宫底距离近、注射压力高、胚胎移植数量多等因素均可能是其危险因素[8]，而术后的输卵管损伤、感染以及胚胎移植史等也可能导致其发病风险增加[9]。

1.辅助生殖技术。宫内外复合妊娠的发病率增高与辅助生殖技术的发展、广泛应用和促排卵药物使用有关[2]。①移植胚胎数量。为提高辅助生殖患者的妊娠概率，通常采取多胚胎移植，可能导致胚胎于输卵管和宫内同时发生植入[10-11]。Dor 等研究者分析指出，移植 1 枚胚胎与移植 4 枚胚胎发生宫内外复合妊娠的概率比为 1∶119，移植 5 枚胚胎时，宫内外复合妊娠的发生率可以高达 1/45[10]。②胚胎移植时间。相关研究显示，移植第 3 天（D3）的胚胎异位妊娠的发生率明显高于囊胚移植，是因为 D3 的胚胎发育与子宫内膜发育不同步，不能使胚胎立即着床，胚胎游走能力较强，增加了异位妊娠发生的风险[12]。③胚胎移植周期。新鲜与冷冻胚胎移植发生异位妊娠的风险仍不清楚。2014 年的一项荟萃分析显示，新鲜胚胎移植与冷冻胚胎移植发生异位妊娠率无显著差异[13]。但 2015 年的两项研究发现，与冷冻胚胎相比，新鲜胚胎移植后的异位妊娠率更高[14-15]。可能是由于新鲜胚移植时雌激素水平更高，胚胎易选择在输卵管着床，异位妊娠发生率变高[6]。④胚胎移植操作过程中的一些技术参数，如推注胚胎时，装载胚胎的液体量多、推注使用的压力过大、移植的胚胎位置太高和移植管顶端过深均可能增加异位妊娠的发生[8]。⑤用于触发体外受精（in vitro fertilization，IVF）周期的药物可能是导致宫内外复合妊娠的一个因素[16]。

2.输卵管因素。输卵管因素是宫内合并输卵管妊娠的主要原因。①输卵管炎症：炎症使输卵管黏膜皱襞粘连，管腔变窄，且纤毛功能也不同程度地受损，使受精卵在输卵管内运行受阻而无法正常返回宫腔。与从未患过盆腔炎性疾病的妇女相比，有盆腔炎性疾病的妇女发生输卵管妊娠的风险增加 7~10 倍[17]。最新研究数据表明[18]，有输卵管积水的患者发生宫内合并输卵管妊娠的概率是无输卵管积水患者的 26.012 倍。②既往输卵管妊娠史和手术史：既往输卵管妊娠史的患者，不论是经药物治疗后自然吸收，还是经手术治疗，再次妊娠时输卵管妊娠的发生率明显增加。有文献报道，有异位妊娠病史患者发生宫内合并输卵管妊娠的概率是无异位妊娠病史的 2.605 倍，既往有 1 次输卵管妊娠病灶清除术后再次发生输卵管妊娠的概率为 15%~20%，而既往有 2 次异位妊娠病史的患者再次发生异位妊娠的概率高达 32%[19]。此外，既往盆腔手术史的患者可导致输卵管机械性损伤，也增加了宫内合并输卵管妊娠的发生率。③输卵管发育不良或功能异常，如输卵管过长、黏膜纤毛缺乏等均可导致输卵管妊娠的发生。此外，精神压力过大，情绪焦虑低落也可引起输卵管痉挛和蠕动异常，影响胚胎的正常运输。

3. 雌、孕激素失调。胚胎移植术前所采用的控制性促排卵会使体内内分泌水平发生生理性的变化。高雌激素水平增加了子宫平滑肌的兴奋性和输卵管肌节律性收缩的振幅，而输卵管的纤毛活动减弱，不能及时地将胚胎输送回宫腔，从而使胚胎滞留于输卵管内，增加了宫内合并输卵管妊娠的发生率。此外，促排卵所致的激素失衡状态对输卵管的拮抗作用减弱，影响输卵管的运动从而增加输卵管妊娠的发生风险[20]。

三、好发部位

95% 的普通异位妊娠好位于输卵管，以输卵管壶腹部最为常见，约占 78%，其次为峡部、伞部[21]。一项对 1800 例手术治疗的异位妊娠的研究发现，输卵管妊娠最常见的着床部位是壶腹部（70%），其次是峡部（12%）、伞部（11.1%）和输卵管间质部（2.4%）[22]。另有报道称，与右侧输卵管相比，左侧输卵管妊娠的发生率更高（分别为 31.8% 和 36.3%）[2]。而宫内合并输卵管妊娠与普通输卵管妊娠发生部位并无差异，仍以输卵管壶腹部较为常见。刘瑾[23] 等分析了体外受精 - 胚胎移植后宫内合并输卵管妊娠的 120 例患者的临床资料，结果显示，异位妊娠部位以输卵管壶腹部最为常见，占 58.3%。

四、临床表现

宫内合并输卵管妊娠的临床症状与单纯输卵管妊娠的临床症状、体征并无显著差异。临床上主要表现为停经、腹痛、阴道流血，有研究显示，约 80.0% 的患者表现为下腹痛或腹胀、阴道流血[6]。其他伴随症状有乳房胀痛、胃肠道症状、肛门坠胀感等。当发生异位妊娠病灶破裂、内出血时，可能出现头晕、晕厥等休克症状。常见的体征有盆腔压痛、附件区压痛、腹部压痛、宫颈举痛。由于宫内妊娠的存在，大多数患者可能拒绝双合诊，故一般很难有阳性的体征，但当发生破裂大出血时，可能有腹部膨隆、下腹压痛反跳痛及叩诊移动性浊音等阳性体征。

五、诊断

由于缺乏典型的临床症状以及与宫内妊娠并存，早期诊断具有挑战性。文献报道，大约70%的患者在妊娠5~8周被诊断出来，20%在妊娠9~10周被诊断出来，10%在妊娠11周后被诊断出来[24]。另有数据显示，初次疑诊时间是移植后第16~62天，平均（27.74±6.6）天[4]。诊断依据需结合病史、临床症状及相关辅助检查。

1.病史。由于自然妊娠发生宫内合并输卵管妊娠的概率极低，而辅助生殖技术是其发生的高危因素，故行辅助生殖助孕者、有多枚胚胎移植者、有输卵管妊娠及手术史者，应被列为临床怀疑诊断人群。

2.临床表现。宫内合并输卵管妊娠的早期诊断往往比较困难，因为大多数患者表现为下腹痛或腹胀、阴道流血，而由于宫内妊娠的存在，临床往往会误认为是先兆流产的表现而进行保胎治疗，从而延误诊治。

3.人绒毛膜促性腺激素（human chorionic gonadotropin，HCG）。由于宫内合并输卵管妊娠患者同时存在异位妊娠及可能存活的宫内妊娠，HCG水平的预测价值较低。研究表明，如果患者接受了体外受精和多胚胎移植，并且在卵母细胞受精后第15天血清HCG过高（>300 IU/L），即使已确认宫内妊娠，仍建议临床医生将宫内合并输卵管妊娠视为鉴别诊断[25-26]。故临床上HCG的单独测量通常难以排除异位妊娠的存在。

4.超声诊断。由于临床症状及HCG在诊断中的局限性，超声检查是临床上诊断宫内合并输卵管妊娠最主要的方法，腹部B超因存在肠气及腹部脂肪干扰，而经阴道超声检查（transvaginal ultrasonography，TVUS）则更接近病灶，更易发现附件区包块，敏感度优于经腹超声检查，其可以在妊娠5~8周检测出近70%的病例。典型表现为宫内可见孕囊，子宫附件区见一异常包块。文献报道，阴道超声诊断的敏感度约为 92.4%，特异度高达 100%[27]。有研究纳入 264 例宫内外复合妊娠患者中，因出现临床症状而提前超声检查并疑诊 53 例（20.19%），201 例（76.1%）患者是在第 1 次超声检查即疑诊，余 10 例在第 1 次常规超声检查后才疑诊[4]。另有一项分析了 50 例宫内外复合妊娠患者的回顾性研究指出，超过 2/3 的患者需要进行一次以上的超声检查才能确定或排除诊断[28]。需要注意的是，促排卵治疗后增大的卵巢、黄素化囊肿、卵巢过度刺激导致的大量腹水及盆腔疾病所致的盆腔解剖结构改变等存在混杂因素[29]，易形成不典型的异位妊娠图像。因此，育龄期妇女尤其是辅助生殖技术助孕者如有不规则阴道流血、腹痛等不适时，特别是合并高危因素，以及既往存在输卵管病变及盆腔炎性疾病病史时，应尽早行经阴道超声以排除同时合并的输卵管妊娠，并提示超声科医生在发现宫内妊娠声像的同时，对于行辅助生殖技术的患者，尤其是对多胚胎移植者，应仔细排查附件区，甚至盆腹腔多个部位，以排除同时存在的宫外妊娠，超声检查时应高度警惕如附件包块、盆腔积液等宫旁异常声像，动态随访非常重要。

5. 后穹隆穿刺。后穹隆穿刺是一种简单可靠的诊断方法，适用于怀疑有腹腔内出血的患者，对于判断盆腔积液性质价值较高。当超声影像学附件区包块不典型时，此方法可以有效协助临床诊断而制订出适宜的治疗方案。

六、治疗

对于宫内妊娠无活性的患者，治疗方案与普通输卵管妊娠无差别。对于宫内妊娠存活的患者，治疗原则是保留宫内妊娠的同时尽可能地清除输卵管部位妊娠。

1. 期待治疗。期待治疗仅适用于无症状患者，有随访条件者，且附件区包块内无明显孕囊及卵黄囊，随访超声无明显增大者。此方法的优点是减少了手术和药物引起的并发症和不良反应。但由于同时合并宫内妊娠，血 HCG 以及孕酮（progesterone）水平不能完全反映输卵管妊娠病灶的真实情况，对期待治疗的指导作用非常有限，可能在观察的过程中随时发生异常情况，故临床上较少采用。

2. 药物治疗。药物治疗主要适用于血流动力学稳定，输卵管部位妊娠未破裂者。药物注射治疗多借助阴道彩色多普勒超声于妊娠孕囊内注入高渗盐水、氯化钾、甲氨蝶呤（methotrexate，MTX）等药物。但研究显示，甲氨蝶呤药物注射治疗可对宫内胚胎造成不良影响，引发胎儿畸形[30]。故在有宫内妊娠时，应尽量避免使用甲氨蝶呤。因存在宫内妊娠，药物治疗时不能依靠血 HCG 水平判断异位妊娠病灶活性，且宫内合并输卵管妊娠手术治疗现已非常成熟，故药物治疗在宫内合并输卵管妊娠的临床使用并不多见。

3. 手术治疗。手术治疗是目前治疗宫内合并输卵管妊娠的主要手段。对于有明确手术指征的患者应及早手术治疗。①开腹手术：仅用于腹内大出血或不能耐受腹腔镜手术的患者。开腹手术过程中不可避免会对子宫造成牵拉和挤压，增加流产的风险。随着腹腔镜技术的发展，开腹手术现已较少应用，但在紧急情况下，开腹手术具有止血快速、缝合牢靠等优点。②腹腔镜手术：由于腹腔镜手术的迅速发展，较开腹手术具有并发症少、对盆腔影响小、对宫内胚胎刺激小、视野清晰、恢复快、术后疼痛轻等优点，且并未对治疗后的宫内妊娠存活率造成明显影响，成为现今治疗宫内合并输卵管妊娠的首选术式[31]。

但腹腔镜治疗时需注意以下几点：①需有经验的医师操作，术中应减少触碰子宫。由于输卵管部位妊娠较其他部位妊娠的病灶距离子宫体较远，故一般情况下手术操作过程中触碰子宫体的概率较低。②手术时长增加、气腹压力过大均可能增加流产风险；术前需充分知情沟通以利于缩短手术时间；在妊娠早期进行手术干预（腹腔镜术中腹腔灌注 CO_2）以及评估手术过程中采取的全身麻醉是否对宫内胎儿有不良影响。美国内镜协会的相关指南指出，如果腹腔镜术中 CO_2 的腹腔内压力保持在 10~15 mmHg 以下，妊娠期间可以安全地进行腹腔镜手术[32]。③气管插管全身麻醉中药物对胚胎的安全性仍需进一步研究，目前尚未见腹腔镜术中使用麻醉药物对宫内胎儿致畸性的报道。饶杰等比较了罗哌卡因连续硬膜外麻醉与气管插管丙泊酚静脉全身麻醉对宫内合并输卵管妊娠腹腔镜手术者妊娠结局的影响，结果显示，所有新生儿均存活，无窒息及畸形，表明麻醉和手术并不是流产和早产的主要风险因素[33]。④清洗盆腔所用的生理盐水适当加温以减少对子宫的刺激；术中尽量减少电凝止血以避免组织坏死。⑤围手术期需要足量孕激素黄体支持。⑥对于输卵管妊娠病灶清除的方式目前存在争议，与单纯输卵管妊娠不同的是，由于宫内妊娠的存在，HCG

作为术后随访观察指标无特异性，为减少持续性异位妊娠的发生或漏诊，对于输卵管性宫内外复合妊娠一般采取患侧输卵管切除术。Barrenetxea 等报道，在 80 例宫内外复合妊娠中，78.75% 的患者接受了手术，输卵管切除术最常见（47.5%）[34]。进行根治性输卵管切除术的患者，对宫内胎儿的存活率无明显影响，且手术治疗对提高活产率有一定的作用，60%~70% 的患者宫内妊娠预后结局良好[35]。⑦手术时机，目前关于手术时机尚无统一标准。有生殖中心数据显示，宫内合并输卵管妊娠患者接受手术治疗的平均时间为胚胎移植术后（30.44±7.5）天[4]。既往研究提示[36]，手术距放胚时间越远，治疗后流产的概率越小，但也有研究显示，术前宫内妊娠有胎心者在术后发生早期流产的概率更小，与手术时机无关[4]。

尽早为诊断宫内合并输卵管妊娠的患者积极行手术治疗，活产率与宫内妊娠相当，可以获得良好母胎结局，能有效避免出现异位妊娠包块破裂、腹腔内出血等可能危及生命的严重并发症。

七、预后

宫内合并输卵管妊娠患者经积极治疗后基本能获得良好结局。最新报道显示，宫内合并输卵管妊娠患者腹腔镜手术治疗后活产率为 79.1%，流产率为 20.9%[18]，与对照组并无差异，继而分析得出，阴道出血可能是宫内合并输卵管妊娠发生流产的危险因素。持续的阴道出血本身可能为宫内妊娠的先兆流产症状，因此也可能与宫内合并输卵管妊娠患者术后流产有相关性。对于宫腔积血应考虑更积极地行手术治疗，解除异位妊娠病灶产生的积血对宫内妊娠的影响。

总之，宫内合并输卵管妊娠是宫内外复合妊娠最常见的类型，其主要表现与单纯输卵管妊娠并无显著差别，经阴道超声是主要诊断手段。所以，对辅助生殖助孕患者需严格随访超声、尽早发现并积极治疗，才能获得更好的母胎结局。腹腔镜下患侧输卵管切除是标准术式，且对宫内妊娠结局无不良影响。

第二节　宫内合并输卵管妊娠临床病例

患者，女，31 岁，主因"冷冻胚胎移植术后 27 天，阴道流血、下腹痛 5 天"于 2023 年 1 月 11 日入院。入院前 27 天前患者因"不明原因不孕"行辅助生殖助孕，移植冻胚 2 枚，术后常规予黄体酮等药物保胎治疗。移植术后无明显恶心、呕吐等早孕反应，移植术后第 13 天门诊查血 HCG 为 520.2 IU/L，移植术后第 15 天复查血 HCG 为 1019.4 IU/L。移植术后第 22 天，患者无明显诱因出现阴道流血，色粉红，量少，伴轻微左下腹隐痛不适，呈间断性，能忍受，无放射痛，无进行性加重，门诊行彩超提示宫内早孕（可见卵黄囊），左附件区异常回声（约 1.0 cm×0.8 cm，内可见大小约 0.4 cm×0.3 cm 无回声区），盆腔积液（约 3.9 cm×2.8 cm）。嘱患者严密随访。其间下腹隐痛持续存在，程度较前稍加重，阴道流血自行停止，无恶心、呕吐，无心悸、乏力、气促、呼吸困难，无肛门坠胀等不适。移植术后第 27 天，患者门诊复查彩超提示：宫内早孕（可见心管搏动）；左侧卵巢旁见大小约 1.6 cm×1.1 cm 异常不均质稍强回声，边界较清，其内见大小约 0.9 cm×0.6 cm 孕囊样无回声区，内可见卵黄囊样回声以及长约 0.17 cm 胚芽样回声，可见原始心管搏动。考虑"宫内外复合妊娠"收治入院。

既往史：否认"肝炎、结核"等传染病史，否认慢性盆腔炎、手术及外伤史。否认吸烟、饮酒嗜好。

月经及婚育史：初潮年龄 13 岁，既往月经不规律，周期 30~45 天，经期 4 天，量中，无痛经。既往 G2P0，人工流产 1 次，药物流产 1 次。

查体：体温 36.1 ℃，脉搏 83 次 / 分，呼吸 20 次 / 分，血压 105/71 mmHg，身高 160 cm，体重 65 kg。腹部平坦，全腹软，腹部未扪及明显包块，左下腹轻压痛，无反跳痛、肌紧张。

妇科查体：外阴发育正常，已婚未产型；阴道通畅，黏膜光滑，内见少许白色药渣；宫颈光滑，正常大小，质软，无触血，轻微举摆痛；宫体后位，软，饱满，无压痛；左附件区增厚，轻微压痛；右附件区未扪及异常。

辅助检查结果如下。2023 年 1 月 11 日入院三维彩超提示：子宫后位，宫体大小约 5.8 cm × 5.7 cm × 5.2 cm，形态饱满，肌层回声欠均质。宫腔内见大小约 2.1 cm × 2.1 cm × 1.2 cm 孕囊样回声，其内见卵黄囊样回声及长约 0.31 cm 胚芽样回声，可见原始心管搏动；双侧卵巢显示，于左侧卵巢旁见大小约 1.6 cm × 1.1 cm 异常不均质稍强回声，边界较清，其内见大小约 0.9 cm × 0.6 cm 孕囊样无回声区，内可见卵黄囊样回声以及长约 0.17 cm 胚芽样回声，可见原始心管搏动；子宫后方见少许游离无回声区。检查提示：宫内早孕，超声孕周约 6⁺ 周；左侧卵巢旁实囊性占位，考虑异位妊娠（图 2-1）。

入院诊断：①宫内合并输卵管妊娠；②先兆流产？③胚胎移植术后。

诊治经过：根据患者病史及相关辅助检查，诊断宫内合并输卵管妊娠较为明确，与患者及家属沟通后，于入院当天即在全身麻醉下行腹腔镜下左输卵管切除伴妊娠物去除术 + 右输卵管整形术。腹腔镜术中见：子宫大小约 1⁺ 月孕大小，表面光滑；左侧输卵管壶腹部增粗呈紫蓝色约 1.8 cm × 1.3 cm 大小，表面未见破口及渗血，与左侧卵巢及子宫后壁粘连；右侧输卵管间质部结节性增粗质硬，远端与右侧卵巢多层膜样粘连，可见伞部黏膜；双卵巢外观形态大小正常，均与同侧盆壁粘连；盆腔积黄色清亮液体约 20 mL（图 2-2）。用超声刀分离盆腔粘连，沿输卵管系膜逐步切除左侧输卵管，取出见绒毛样组织；行右输卵管整形。术中失血约 15 mL，术后予头孢呋辛 1.5 g 静脉滴注，每天两次预防感染、黄体酮 60 mg 肌内注射，每天一次及口服地屈孕酮 10 mg，每日 3 次保胎等治疗。

术后患者阴道流血较术前无明显增加，术后第 4 天复查妇科彩超提示：子宫前位，宫体大小约 6.3 cm × 6.2 cm × 5.3 cm，形态饱满，肌层回声欠均质。宫腔内见大小约 2.5 cm × 2.1 cm × 2.0 cm 孕囊样回声，其内见卵黄囊样回声及长约 0.8 cm 胚芽样回声，可见原始心管搏动，双侧卵巢显示，反复扫查双附件区未见明显异常回声。子宫后方见少许游离无回声区。

术后第 5 天阴道流血逐渐减少，无腹痛，于术后第 6 天出院。出院后继续予以黄体支持保胎治疗。孕期规范管理，于孕 38⁺⁵ 周剖宫产，手术顺利，分娩一女婴，体重 3050 g，新生儿体健。

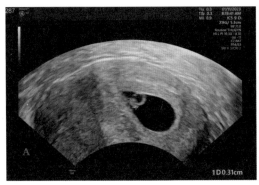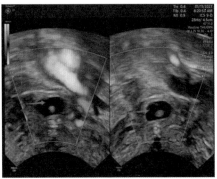

图 2-1 胚胎移植术后第 21 天超声图像

注：A 示宫内见孕囊，B 示附件区见异常包块

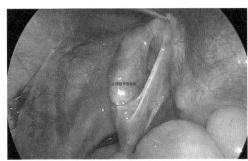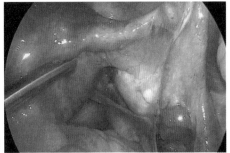

图 2-2 腹腔镜下图像

注：A 示左侧输卵管妊娠病灶，B 示右侧输卵管

参考文献

［1］ Committee on Practice Bulletins—Gynecology. ACOG practice bulletin No. 191：tubal ectopic pregnancy［J］. Obstet Gynecol，2018，131（2）：e65-e77.

［2］ Reece E A，Petrie R H，Sirmans M F，et al. Combined intrauterine and extrauterine gestations：a review［J］. Am J Obstet Gynecol，1983，146（3）：323-330.

［3］ Wang X，Ma D，Zhang Y，et al. Rare heterotopic pregnancy after frozen embryo transfer：a case report and literature review［J］. BMC Pregnancy Childbirth，2020，20（1）：542.

［4］ 胡晓吟，张路，林奕，等 . 胚胎移植后宫内外复合妊娠手术治疗 264 例分析［J］. 实用妇产科杂志，2019，35（9）：710-713.

［5］ 李志斌，米阳，沈云峰，等 . 4165 例体外受精—胚胎移植孕妇妊娠中晚期并发症的回顾性研究［J］. 中国妇幼保健，2019，34（22）：5266-5270.

［6］ 卢玉婷，陈敏仪 . IVF-ET 术后宫内妊娠合并输卵管妊娠的诊治及妊娠结局分析［J］. 生殖医学杂志，2021，30（3）：319-324.

［7］ 田雪子，赵飞燕，王树玉，等 . 不同促排卵方案对卵巢子宫内膜异位囊肿术后卵巢储备功能下降患者 IVF-ET 助孕结局的影响［J］. 中国优生与遗传杂志，2019，27（3）：355-356.

［8］ 刘芸 . 辅助生育技术并发症及防治［J］. 中华临床医师杂志（电子版），2012，6（3）：562-566.

［9］ Diagnosis and Management of Ectopic Pregnancy：Green-top Guideline No. 21［J］. BJOG，2016，123（13）：e15-e55.

［10］ Dor J，Seidman D S，Levran D，et al. The incidence of combined intrauterine and extrauterine pregnancy after in vitro fertilisation and embryo transfer［J］. Fertil Steril，1991，55（4）：833-834.

［11］ Tummon I S，Whitmore N A，Daniel S A，et al. Transferring more embryos increases risk of heterotopic pregnancy［J］. Fertil Steril，1994，61（6）：1065-1067.

［12］ 刘文霞，刘曼曼，管一春，等 . 经阴道超声引导下减胎术在输卵管间质部妊娠合并宫内孕中的应用——减胎成功 2 例报告［J］. 中华生殖与避孕杂志，2017，37（5）：403-406.

［13］ Acharya K S，Provost M P，Yeh J S，et al. Ectopic pregnancy rates in frozen versus fresh embryo transfer in in vitro fertilization：A systematic review and meta-analysis［J］. Middle East Fertil Soc J，2014，19（4）：233-238.

［14］ Li Z，Sullivan E A，Chapman M，et al. Risk of ectopic pregnancy lowest with transfer of single frozen blastocyst［J］. Hum Reprod，2015，30（9）：2048-2054.

［15］ Perkins K M，Boulet S L，Kissin D M，et al. Risk of ectopic pregnancy associated with assisted reproductive technology in the United States［J］. Obstet Gynecol，2015，125（1）：70-78.

［16］ Sahin S，Ozay A，Ergin E，et al. The risk of ectopic pregnancy following GnRH agonist triggering compared with hCG triggering in GnRH antagonist IVF cycles［J］. Arch Gynecol Obstet，2015，291（1）：185-191.

［17］徐子力，李欢，于倩倩，等 . 复合妊娠的临床研究进展［J］. 中国实验诊断学，2019，23（2）：352-354.

［18］王丁然，杨艳，张佳佳，等 . IVF/ICSI 助孕宫内合并输卵管妊娠的风险因素及妊娠结局分析［J］. 中华生殖与避孕杂志，2024，44（2）：179-183.

［19］Moini A，Hosseini R，Jahangiri N，et al. Risk factors for ectopic pregnancy：a case-control study［J］. J Res Med Sci，2014，19：844-849.

［20］常晓英，王丽艳，沈豪飞，等 . 宫内外复合妊娠的诊断与治疗［J］. 国际生殖健康 / 计划生育杂志，2021，40（4）：344-347.

［21］谢幸，孔北华，段涛 . 妇产科学［M］. 9 版 . 北京：人民卫生出版社，2018.

［22］Bouyer J，Coste J，Fernandez H，et al. Sites of ectopic pregnancy：a 10 year population-based study of 1800 cases［J］. Hum Reprod，2002，17（12）：3224-3230.

［23］刘瑾，张琬琳，苗叶，等 . 体外受精 - 胚胎移植术后宫内妊娠合并输卵管妊娠临床分析［J］. 中国计划生育和妇产科，2020，12（7）：34-38，47.

［24］Soriano D，Shrim A，Seidman D S，et al. Diagnosis and treatment of heterotopic pregnancy compared with ectopic pregnancy［J］. J Am Assoc Gynecol Laparosc，2002，9（3）：352-358.

［25］Tal J，Haddad S，Gordon N，et al. Heterotopic pregnancy after ovulation induction and assisted reproductive technologies：a literature review from 1971 to 1993［J］. Fertil Steril，1996，66（1）：1-12.

［26］Liu M，Zhang X，Geng L，et al. Risk factors and early predictors for heterotopic pregnancy after in vitro fertilization［J］. PLoS ONE，2015，10（10）：e0139146.

［27］Li X H，Ouyang Y，Lu G X. Value of transvaginal sonography in diagnosing heterotopic pregnancy after in-vitro fertilization with embryo transfer［J］. Ultrasound Obstet Gynecol，2013，41（5）：563-569.

［28］Wu Z，Zhang X，Xu P，et al. Clinical analysis of 50 patients with heterotopic pregnancy after ovulation induction or embryo transfer［J］. Eur J Med Res，2018，23（1）：17.

［29］Fang C，Huang R，Wei L N，et al. Frozen-thawed day 5 blastocyst transfer is associated with a lower risk of ectopic pregnancy than day 3 transfer and fresh transfer ［J］. Fertility and Sterility，2015，103（3）：655-661.e3.

［30］ 孙小丽，罗喜平. 宫内外复合妊娠的诊治［J］. 中国实用妇科与产科杂志，2017，33（9）：896-900.

［31］ 常捷芳，马飞. 腹腔镜手术治疗宫内妊娠合并输卵管妊娠的疗效及对分娩结局的影响［J］. 临床医学研究与实践，2018，3（33）：89-91.

［32］ Pearl J P，Price R R，Tonkin A E，et al. SAGES guidelines for the use of laparoscopy during pregnancy［J］. Surg Endosc，2017，31（10）：3767-3782.

［33］ 饶杰，杨瑞敏，苏高盛，等. 连续硬膜外麻醉与气管插管静脉全麻下宫内外合并妊娠腹腔镜手术患者的妊娠结局分析[J]. 中华生殖与避孕杂志，2018,38(7)：588-590.

［34］ Barrenetxea G，Barinaga-Rementeria L，Lopez de Larruzea A，et al. Heterotopic pregnancy：two cases and a comparative review［J］. Fertil Steril，2007，87（2）：417. e9-15.

［35］ Lv S，Wang Z，Liu H，et al. Management strategies of heterotopic pregnancy following in vitro fertilization-embryo transfer［J］. Taiwan J Obstet Gynecol，2020，59（1）：67-72.

［36］ Na E D，Jung I，Choi D H，et al. The risk factors of miscarriage and obstetrical outcomes of intrauterine normal pregnancy following heterotopic pregnancy management［J］. Medicine（Baltimore），2018，97（37）：e12233.

（陈　丽，徐冬梅）

第三章　宫内合并宫角妊娠

第一节　宫内合并宫角妊娠的诊治

一、概述

宫角妊娠（cornual pregnancy，CP）是指胚胎种植在接近子宫与输卵管开口交界处的宫角部的子宫腔内妊娠，是子宫特殊部位妊娠，也是一种罕见的异位妊娠。据报道，宫角妊娠占所有妊娠的1/76000，占异位妊娠的2%~3%[1]。而宫内合并宫角妊娠（cornual heterotopic pregnancy，CHP）是指宫内妊娠同时合并宫角妊娠，是宫内外复合妊娠的一种特殊类型，在临床上较为罕见。但随着不孕症的增加和辅助生殖技术的广泛应用，宫内合并宫角妊娠的发病率明显增加。由于宫角妊娠不同于输卵管间质部妊娠（interstitial tubal pregnancy），仍属于"宫内妊娠"范畴，故单纯宫角妊娠的结局可能有：①胚胎发育不良，自然流产；②向内发展可能获足月活胎；③向外生长，使宫角膨胀外凸，宫角部肌层组织逐渐变薄，最终导致血运丰富的宫角部肌层自发性破裂，发生致命的大出血，孕产妇病死率可高达2%~2.5%[1]。由此可见，宫内合并宫角妊娠虽罕见，但却是一种严重危及孕产妇生命安全的生殖并发症，如果着床区破裂，通常会导致严重的血流动力学失代偿，死亡率约为其他类型异位妊娠的6~7倍[2]。但是其发病机制尚不完全清楚，治疗方式不一。

二、高危因素

宫内合并宫角妊娠患者与单纯宫角妊娠患者的高危因素大致一致，现有研究表明，宫角妊娠的可能高危因素有流产史、盆腔手术史、剖宫产史、辅助生殖技术的应用以及输卵管病理改变、子宫内膜异位症、黄体功能不足等，这些因素可能使宫腔及输卵管解剖结构、生理功能异常，导致受精卵的运行和着床受影响，而种植于子宫角。其中，辅助生殖技术的广泛应用是宫内合并宫角妊娠发病率增加的主要因素。

据报道，经辅助生殖技术助孕的妇女比自然受孕妇女的宫内外复合妊娠发病率高得多。现有文献报道统计显示，约95.24%的宫内合并宫角妊娠患者发生在体外受精-胚胎移植之后，而只有3.57%发生在自然妊娠之后[3]。研究人员认为，放置胚胎时的注射压力大小以及不孕患者盆腔炎症等因素可导致宫内合并宫角妊娠的发生率增加[4-5]。输卵管性不孕已被证明是接受辅助生殖技术治疗的妇女发生宫内外复合妊娠的主要危险因素[6]。有输卵管切除或结扎史的妇女在辅助生殖技术治疗后发生输卵管间质部妊娠或宫角妊娠的风险是增加的。有资料显示，半数以上的宫内合并宫角妊娠患者接受了输卵管手术，尤其是输卵管切除术[6]。此外，接受辅助生殖技术治疗的妇女通常移植两个或更多的胚胎，比放置一个胚胎的妇女有更高的宫内外复合妊娠（包括宫内合并宫角妊娠）发病率[7-8]。但也有一些研究认为，胚胎移植的数量并不是宫内合并宫角妊娠的风险因素[9-10]。

三、分型

宫内合并宫角妊娠的分型主要是根据宫角妊娠的分型而决定的。根据2020年《宫角妊娠中国诊治专家共识》[1]，按照孕囊生长趋势，宫角妊娠可以分成两种类型。Ⅰ型：孕囊绝大部分在宫腔内生长，宫角部外凸不明显，子宫角部肌层破裂风险低，妊娠或可至中晚期。Ⅱ型：孕囊主要向宫角外生长，宫角部有明显外凸，子宫角部肌层破裂和大出血风险高，妊娠至晚期难度较大，多在早期停止发育。

四、临床表现

宫内合并宫角妊娠的临床表现并无特异性，与单纯宫角妊娠症状无明显差异，临床上主要表现为停经、胚胎移植史，伴或不伴有阴道流血，当宫角破裂时可出现剧烈腹痛及休克症状。由于宫角妊娠着床部位近宫腔，空间相对较大，肌层较厚，肌层破裂大出血时间较输卵管间质部妊娠晚，对孕产妇生命威胁更大。输卵管间质部妊娠破裂平均时间为妊娠 12~16 周，宫角妊娠破裂时间可达中孕晚期甚至孕晚期。

1. 症状。①停经或胚胎移植。大多数宫内合并宫角妊娠患者有多枚胚胎移植史，极少数患者可能是促排卵治疗的自然妊娠患者。②腹痛。宫内合并宫角妊娠发生流产或破裂之前，由于胚胎在宫角部逐渐增大，常表现为一侧下腹部隐痛或酸胀感，当发生破裂时，突感一侧下腹部撕裂样疼痛，常伴有恶心、呕吐。③阴道流血。可能因宫内妊娠先兆流产或宫角妊娠胚胎发育不良出现阴道少量流血，色暗红或深褐，量少呈点滴状，一般不超过月经量，少数患者阴道流血量较多，类似月经。④晕厥与休克。少见，多数是宫角处破裂导致腹腔内大出血及剧烈腹痛所致，会出现与阴道流血量不成正比的晕厥或出血性休克的表现。腹腔内出血量越多越快，症状出现越迅速越严重。

2. 体征。①在包块未破裂及病情平稳时，患者一般生命体征正常。②腹部检查。一般无阳性发现，但当宫角妊娠破裂时，下腹可有明显压痛及反跳痛，尤以患侧显著。出血较多时，腹部可叩及移动性浊音。③专科检查。阴道内可有少许血液。宫角妊娠未发生破裂时，子宫大小可能与妊娠周数相符或大于妊娠孕周，Ⅱ型宫角妊娠可触及子宫不对称，一侧宫角明显凸出；宫角妊娠破裂时，阴道后穹隆饱满，有触痛；宫颈可有举痛或摇摆痛，患者可迅速出现休克症状。

五、诊断及鉴别诊断

（一）诊断

临床上，宫内妊娠的诊断并不困难，对于宫内合并宫角妊娠的诊断，关键点主要是针对宫角妊娠的诊断。早在 1898 年，美国学者 Kelly[11] 首次提出宫角妊娠这个专业术语，并将其定义为"胚胎着床于子宫腔的外侧，子宫输卵管连接处的内侧"。1981 年 Janson[12] 等提出以子宫圆韧带为界区分宫角妊娠和输卵管间质部妊娠，近年来仍沿用该诊断标准。2017 年，多伦多大学 Grant[13] 等提出采用"双囊征"区分宫角妊娠和输卵管间质部妊娠。"双囊征"主要是基于超声检查判断宫内妊娠的手段，指妊娠囊周围的两个同心的、透明的宫内环，"双环"指外部的、正常的周边蜕膜反应和一个内部的绒毛膜环。宫角妊娠为子宫腔内妊娠，具有蜕膜反应。因此，可通过"双囊征"进行判别，使用"双囊征"能可靠地区分宫角妊娠和输卵管间质部妊娠，特异性为100%。

1. 临床症状及体征。由于宫内合并宫角妊娠的临床表现及体征无特异性，前期研究统计发现[3]，约51.19%的宫内合并宫角妊娠患者无明显症状，故很难依靠临床症状来诊断宫内合并宫角妊娠。由于宫内合并宫角妊娠发生子宫破裂的风险可高达25%，宫角破裂后发生腹腔内大出血，增加了输血和宫内妊娠流产的可能性。因此，早期诊断及治疗宫内合并宫角妊娠至关重要。对于有多枚胚胎移植病史及输卵管手术史的患者，应高度警惕宫内合并宫角妊娠的存在。

2. 血清人绒毛膜促性腺激素测定。宫内合并宫角妊娠的诊断极具挑战性，血清 HCG 浓度和超声检查结果均可能会产生误导。因为宫内妊娠会导致 HCG 水平自然上升，故血清 HCG 在诊断方面临床价值有限。临床上，对于体外受精-胚胎移植术后的患者，一般于术后 13~14 天查 HCG 判断是否妊娠，对于 HCG 水平高于预期的患者建议通过复查血 HCG 水平和阴道超声密切监测。有研究表明，血 HCG 水平升高、孕酮水平降低也可能是宫内外复合妊娠的危险因素[14]，血 HCG 水平的测定对宫内外复合妊娠的诊断意义有待进一步明确。

3. 影像学诊断。目前诊断宫内合并宫角妊娠的主要方法，首选盆腔超声检查，经阴道超声检查较经腹部超声准确性高，必要时可行三维超声检查或磁共振成像（magnetic resonance imaging，MRI）检查。

（1）超声检查。经阴道超声检查是临床上常用的辅助检查，通常用于协助早期诊断，尤其是针对无症状患者。二维超声较难显示子宫的冠状切面，不能直观显示妊娠囊与子宫角之间的关系，容易造成子宫角和间质部妊娠误诊为宫内妊娠或输卵管其他部位妊娠。三维超声的优越性在于可以准确地获得冠状切面上的回声信息，经过调整图像角度，显示宫腔的全貌以及宫底的形态、肌层回声改变，直观显示妊娠囊与子宫角部子宫内膜、肌壁的关系，直接反映孕囊着床部位，有利于临床治疗方案的选择。在超声的帮助下，宫内合并宫角妊娠可以被早诊断和早治疗，从而改善妊娠结局。因此，高分辨率的超声仪器及有经验的超声医师检查是早期诊断宫内合并宫角妊娠的重要因素。典型的超声征象为一侧宫角偏大或明显凸出，一枚妊娠囊在纵切时靠近宫底，一枚妊娠囊位于宫内，横切时其偏左或右侧宫角，内膜可将其包绕，妊娠囊周边可有完整的肌层。并且，根据宫角妊娠位置不同，可分为两种类型[1]。Ⅰ型宫角妊娠典型的影像学表现为：①孕囊位于一侧宫角内，周围可见环绕血流。②孕囊大部分位于宫腔并有蜕膜包绕，小部分被宫角肌层包绕且宫角最薄处肌层厚度大于 5 mm。该侧宫角没有明显外凸。③可见正常输卵管间质部结构。Ⅱ型宫角妊娠典型的影像学表现为：①孕囊位于一侧宫角内，周围可见环绕血流。②孕囊小部分位于宫腔并有蜕膜包绕，大部分被宫角肌层包绕且宫角肌层厚度仍大于 5 mm。该侧宫角明显外凸，严重者患侧宫角向外膨隆极明显，似与宫体分离。③输卵管间质部可见，但不具备输卵管间质线征（interstitial linesign），即从子宫内膜外侧角穿过肌层到达异位孕囊或出血性肿块的细回声线，被认为是代表输卵管近端管腔，是输卵管间质部妊娠罕见但相对特异的影像学表现。

（2）MRI 。MRI 对软组织的分辨率高，可清晰显示宫角是否外凸、妊娠囊与圆韧带的关系、包绕孕囊的宫角肌层厚度以及是否有胎盘植入、宫角部子宫浆膜层是否完整等。但 MRI 费用较高，不作为临床常规检查手段，只有当条件允许或超声检查无法判断时，才选择盆腔 MRI 检查以提高诊断的准确性，减少漏诊和误诊。

（3）腹腔镜检查。临床上，有时术前不能完全通过超声来区分宫角妊娠与输卵管间质部妊娠，某些病例需术中明确诊断。若为Ⅱ型宫角妊娠时，腹腔镜检查可见子宫外形不对称增大，患侧宫角处明显外凸，血管丰富，孕囊种植在子宫输卵管交界处及圆韧带内侧的宫角处。腹腔镜是诊断宫角妊娠的金标准，同时还可以进行治疗。

（二）鉴别诊断

宫内合并宫角妊娠主要需与宫内合并输卵管间质部妊娠相鉴别，由于输卵管间质部与子宫角部解剖位置相邻，早期超声诊断有时较难区分。输卵管间质部有较厚的肌层，破裂时间推迟。但此区域血管丰富，一旦破裂，稍有耽搁即能危及生命；宫角妊娠由于胚胎着床部位与输卵管间质部接近，超声检查较难区分。二者临床处理不同，故早期准确诊断至关重要。一般情况下，输卵管间质部妊娠超声可见子宫增大，宫底部膨隆，妊娠囊光环极度靠近宫底，周围有薄层肌肉围绕，但其外上方肌层不完整或消失，内侧与子宫内膜不相连，与子宫腔不相通。而宫角妊娠早期超声所见一侧宫角偏大或明显凸出，妊娠囊在纵切时靠近宫底，横切时其偏左或右侧宫角，内膜可将其包绕，妊娠囊周边可有完整的肌层。与输卵管间质部妊娠的区别在于宫角妊娠的胚囊周围见完整的肌层，且与子宫腔相通，与子宫内膜相连。图像不典型病例或妊娠囊偏向输卵管侧的宫角妊娠容易误诊，故临床上有的病例需在术中明确诊断。我国《宫角妊娠专家共识》对宫角妊娠及输卵管间质部妊娠进行鉴别标准如下。

（1）宫角妊娠：①孕囊种植在子宫输卵管交界处及圆韧带内侧的宫角内，与宫腔相通。②孕囊部分被蜕膜包绕，部分被肌层包绕，肌层厚度大于5 mm。③间质线征阴性。

（2）输卵管间质部妊娠：①孕囊种植在子宫输卵管交界处及圆韧带外侧，与宫腔不相通。②全部孕囊均无子宫内膜包绕；孕囊与宫腔之间可见 1~9 mm 间质线。③孕囊靠近浆膜层且肌层不完整，厚度多小于 5 mm。

六、治疗

宫内合并宫角妊娠的治疗方向主要是针对宫角妊娠的治疗，通常有 3 种结局：①孕囊停止发育，致流产；②孕囊向输卵管间质部发育或向外侧扩展，致宫角破裂；③孕囊向宫腔侧发展，致足月分娩。据报道，单纯宫角妊娠的自然流产率为 18.0%~38.5%，子宫破裂率为 13.6%~28.0%[15]。对于宫内合并宫角妊娠患者，在解决宫角妊娠的同时要避免对宫内妊娠造成影响，这就极具挑战性。往往这部分患者是通过辅助生殖技术获得妊娠，她们有强烈的生育意愿。但由于宫内合并宫角妊娠的发病率极低，目前并无统一的治疗标准，仅有少数个案报道及文献综述总结了治疗方式，包括期待治疗、减胎术及手术治疗。具体方案的选择需根据患者宫内妊娠的状态及宫角妊娠的分型而决定。

（一）宫内妊娠健存的宫内合并宫角妊娠治疗

1.期待治疗[1]。适合宫角妊娠无活性者，依靠患者症状、有无胎心及包块大小变化趋势等综合判断。对于宫内合并 I 型宫角妊娠者，由于孕囊绝大部分在宫腔内生长，部分患者或可妊娠至足月并经阴道分娩，但部分患者仍有较高的流产风险和子宫角破裂风险。故最好在妊娠前 3 个月做出诊断、孕期严密动态监测胎囊生长方向。注意宫角处肌层的厚度及宫角膨隆外凸的情况，注意是否存在胎盘植入或早剥等，必要时可尽早终止妊娠。

2. 药物治疗。尽管期待治疗免除了手术带给子宫的创伤，理论上减少了子宫破裂的风险，但在此过程中宫角妊娠绒毛仍可侵袭肌层使其菲薄，亦有发生宫角妊娠破裂者。另外，对于病情稳定，生命体征平稳的患者，如果宫角妊娠未破裂、未流产，且具有随诊条件者，在阴道超声指示下穿刺宫角处的妊娠组织、灭活，而保留宫内妊娠。常用的药物有氯化钾、甲氨蝶呤、高渗糖等，但这些药物的应用常不能很好抑制滋养叶细胞生长，并且可能对宫内妊娠产生不良影响，或导致持续性宫外孕的发生[16]。

3. 手术治疗。由于宫内合并宫角妊娠发生宫角破裂风险较高，手术治疗和保守治疗均可导致宫内妊娠流产，目前临床上的治疗标准仍是手术治疗。包括剖腹手术或腹腔镜手术，主要术式有子宫角楔形切除及宫角妊娠物清除术。近年来，腹腔镜手术因其安全性、侵入性小和恢复时间短等优势，已成为部分病例治疗的金标准。即使对于宫角破裂者，腹腔镜下宫角切开取胚术或宫角修复术仍是治疗宫内合并宫角妊娠的有效方法。根据统计，几乎 69.05% 的宫内合并宫角妊娠患者采取手术治疗，其中腹腔镜占 74.14%，术后宫内妊娠的活产率为 90.70%[17]。但是，宫内合并宫角妊娠的腹腔镜手术治疗依赖于训练有素及经验丰富的妇科腹腔镜医生团队支持。首先，手术过程中需要尽量减少触碰刺激子宫，电凝、电切的时间不宜过长，避免热损伤。由于双极电刀较单极电刀辐射范围明显减小，尽量应用双极电凝或超声刀，减少了电流对保留胚胎的影响。术中需维持气腹压力在低压稳定状态，保证可以清晰暴露盆腹腔组织器官的最低气腹压力（10~12 mmHg）。其次，有学者提出气腹压力过高导致盆腹腔内的压力升高，过高的腹内压引起母体的静脉回心血量减少，心输出血流减少，直接导致子宫供血流量的减少，继而导致宫内胎儿血供不足、低血压、缺氧引起胎儿酸中毒，对宫内早期胚胎存在影响[18]。另外，最近的一项研究报告称，如果诊断后立即进行治疗，宫内外复合妊娠患者可能获得良好的预后，无论何种治疗方式，治疗时的胎龄是患者发生宫内妊娠流产的唯一的独立风险因素。最佳治疗平均孕周为（5.97±0.50）周[19]。由于宫角处血管丰富，如何有效止血是一个主要问题。直接切除可能出现出血多、止血困难，对于妊娠包块明显外凸（至少1/2）、蒂部明显的患者，可在包块底部套扎后切开肌层，逐渐收紧套扎线，其内妊娠物可被挤出。

（二）宫内妊娠无胎心的宫内合并宫角妊娠治疗或无继续妊娠意愿者

1.宫内合并Ⅰ型宫角妊娠。由于宫角妊娠囊大部分在宫腔内，可以采用负压吸引术或药物流产。终止宫角妊娠建议由有经验的医生，在超声或宫内可视系统监视下行"定点清除式"负压吸宫术，必要时在腹腔镜监视下清宫。清宫术中如果发现妊娠组织仍有较多在宫腔外，无法清除，或者发生宫角穿孔、大出血时可行腹腔镜下病灶清除和宫角修补术。宫腔镜多用于Ⅰ型宫角妊娠清宫术后部分胚物残留或伴有部分胎盘植入时。如Ⅰ型宫角妊娠清宫术后残留组织少（最大径线≤10 mm），血清HCG较低并呈进行性下降，可等待残留组织自然吸收或排出。

2.宫内合并Ⅱ型宫角妊娠。由于Ⅱ型宫角妊娠只有少部分孕囊在宫腔内，患侧子宫肌层薄弱（特别是患侧子宫角肌层厚度<5 mm）的患者需及时终止妊娠。宫内妊娠物一般可直接采取清宫方式解决，但针对宫角部分的妊娠物，有以下几种处理方式。

（1）清宫术。Ⅱ型宫角妊娠早期，孕囊较小时，可在超声或宫内可视系统监视下试行"定点清除式"负压吸宫术，必要时在腹腔镜监视下清宫。残留胚物通常位于宫角近输卵管开口处，如患者无明显腹痛且阴道流血不多，病情稳定，超声未提示有明显的腹腔内出血，残留胚物肿块平均直径不超过30 mm，血清HCG水平不高，在患者知情同意的情况下，可按照输卵管异位妊娠进行保守治疗。

（2）腹腔镜或经腹手术。腹腔镜手术多应用于Ⅱ型宫角妊娠，大部分妊娠组织在宫腔外、宫角明显外凸时，可行腹腔镜下病灶切除及宫角修补手术。但妊娠12周以上的宫角妊娠患者，因大出血风险大，建议行开腹手术。另外，对于持续的剧烈腹痛、高度怀疑宫角妊娠破裂甚至发生失血性休克的患者，手术能快速找到病灶部位、明确出血点，进行患侧宫角切开取胚术，必要时切除患侧宫角，能较彻底地清除病灶。不论开腹手术或腹腔镜手术均要切开宫角，清除妊娠组织，再缝合修复宫角肌层，宫角部位瘢痕形成，可能出现输卵管间质部完全或不完全梗阻，造成再次异位妊娠甚至继发不孕。手术者可根据患者的病灶情况选择合适的手术途径。

（3）宫腔镜手术。宫腔镜在诊治宫角妊娠胚物残留中具有较大优势，可在超声监护下或腹腔镜监护下行宫腔镜下胚物电切术。由于宫角处肌层较薄，易发生穿孔，手术操作应由高年资医师完成。建议在患者 HCG 下降至正常或接近正常后进行，可降低对子宫的损伤并明显减少术中及术后并发症的发生。

七、治疗后的随访

1. 宫内妊娠继续妊娠者。宫内合并宫角妊娠治疗后，随着宫内妊娠发育仍有可能导致子宫破裂等严重并发症。Kim 等[20] 及 Xu 等[21] 发表的病例系列报道纳入了 27 例经腹腔镜手术的宫内合并宫角妊娠患者，其在后续妊娠过程中，无一例发生子宫破裂。但宫内合并宫角妊娠治疗后需生殖外科医师、产科医师以及超声科医师等团结协作，对该类患者进行严密随访。分娩方式以择期剖宫产为宜。

2. 宫内妊娠流产者。由于宫内合并宫角妊娠治疗后，再次发生异位妊娠的风险较正常人群明显升高，因此，建议无生育要求的妇女使用长效避孕方法。推荐使用宫内节育器、皮下埋植剂等。有生育要求的妇女再次妊娠时，建议尽早行超声检查明确胚胎着床位置。宫角妊娠行宫角切开或切除的患者应严格避孕 2 年后再妊娠，行药物流产或负压吸宫的患者应避孕半年后再妊娠。

第二节 宫内合并宫角妊娠临床病例

患者，女，33 岁，主因"冷冻胚胎移植术后 28 天，B 超提示宫角异常回声 1 天"于 2017 年 7 月 17 日入院。28 天前患者因"输卵管阻塞"行助孕术，放置冻胚 2 枚，术后常规黄体支持，移植术后 13 天查 HCG 为 1400.3 IU/L。无腹痛腹胀及阴道流血流液。移植术后 27 天行超声提示：宫腔内见大小约 2.6 cm×2.3 cm×0.7 cm 孕囊样回声，其内见卵黄囊样回声及长约 0.4 cm 胚芽样回声，可见原始心管搏动。于左侧子宫角部略向外凸出见大小约 2.0 cm×1.4 cm 异常不均质稍高回声区，其内见大小约 1.2 cm×0.6 cm 无回声区，异常回声与宫底部肌层分界不清，与卵巢分界清，该异常回声区似与左侧宫腔相通。彩色多普勒血流成像：异常稍高回声区内见星点状低速低阻彩色血流信号（图 3-1）。患者未感明显腹痛、腹胀及肛门坠胀，无阴道流血，门诊以"宫内外复合妊娠"收治入院。

既往史：2016 年 7 月因"不育"行宫腹腔镜诊治术，术中提示盆腔轻度粘连，通液提示双侧输卵管阻塞于宫角。

月经及婚育史：初潮年龄 12 岁，患者平素月经规律，周期 25~35 天，经期 5 天，量中，偶有轻微痛经。既往 G1P0，2008 年早孕人流 1 次。

查体：体温 36.6 ℃，脉搏 80 次 / 分，呼吸 20 次 / 分，血压 116/54 mmHg，身高 158 cm，体重 60 kg。

妇科查体：外阴发育正常，阴毛分布正常；阴道发育正常，阴道畅通，阴道黏膜光滑，见少许乳白色分泌物；宫颈光滑；宫体前位，稍饱满，无压痛；双附件未扪及包块，无压痛。

因患者有强烈生育意愿，且患者无腹痛及阴道流血症状，入院后予以严密观察、继续黄体支持等治疗，动态随访超声观察宫角处孕囊生长方向。超声随访结果如下。

移植术后 29 天，妇科三维彩超：宫腔内见大小约 4.2 cm×1.9 cm×0.8 cm 孕囊样回声，其内见卵黄囊样回声及长约 0.53 cm 胚芽样回声，可见原始心管搏动，孕囊旁见少许不规则无回声。于左侧子宫角部略向外凸出见大小约 2.6 cm×1.6 cm 异常不均质稍高回声区，其内见大小约 1.8 cm×0.7 cm 无回声区，与子宫肌层无分界，与卵巢分界清，该异常回声区与宫腔孕囊紧邻，无明显分界，距左底部浆膜层最薄处约 0.08 cm。彩色多普勒血流成像：异常稍高回声区周边见环状丰富彩色血流信号。子宫左底部见异常回声与宫腔内孕囊紧邻，距离约 0.1 cm。提示：子宫左侧角略外凸实性占位，考虑宫角妊娠可能（部分位于间质部）（图 3-2）。

移植术后 30 天，复查妇科三维彩超：宫腔内见大小约 2.8 cm×2.0 cm×

1.2 cm 孕囊样回声，其内见卵黄囊样回声及长约 0.65 cm 胚芽样回声，可见原始心管搏动。于左侧子宫角部略向外凸出见大小约 2.5 cm×1.5 cm 异常不均质稍高回声区，其内见大小约 1.8 cm×0.8 cm 无回声区，与子宫肌层无分界，与卵巢分界较清，该异常回声区与宫腔内孕囊紧邻，与移植术后 29 天超声结果相比，该异常回声与孕囊分界较清，距左底部浆膜层最薄处约 0.08 cm。彩色多普勒血流成像：异常稍高回声区周边见环状丰富彩色血流信号。子宫左底部见异常回声与宫腔内孕囊紧邻，距离约 0.16 cm。提示：宫内早孕，子宫左侧角略向外凸实性占位，考虑宫角妊娠可能（部分位于间质部）。

移植术后 32 天，复查 HCG 为 163751 IU/L，孕酮 15 ng/mL。妇科三维彩超：子宫后位，宫体大小约 7.4 cm×7.4 cm×5.3 cm，形态饱满，肌层回声欠均质，宫腔内见大小约 3.9 cm×2.9 cm×1.7 cm 孕囊样回声，其内见卵黄囊样回声及长约 1.1 cm 胚芽样回声，可见原始心管搏动，孕囊下缘与宫颈内口间见范围约 1.5 cm×1.0 cm 不规则无回声区，内透声差，可见絮状稍高回声。于左侧子宫角部略向外凸出见大小约 2.6 cm×2.1 cm 异常不均质稍高回声区，其内见大小约 1.8 cm×1.1 cm 无回声区，与子宫肌层无分界，与卵巢分界清，该异常回声区与左侧角宫腔似见相通，距左侧角浆膜层最薄处约 0.17 cm，异常稍高回声区内见丰富彩色血流信号。提示：宫内早孕。宫腔不规则无回声区：积血？子宫左侧角略向外凸实性占位，考虑宫角妊娠可能（部分位于间质部）。

移植术后 35 天，再次复查妇科三维彩超：子宫后位，宫体大小约 7.1 cm×7.7 cm×5.5 cm，形态饱满，肌层回声欠均质，宫腔内见大小约 3.6 cm×2.9 cm×2.1 cm 孕囊样回声，其内见卵黄囊样回声及长约 1.3 cm 胚芽样回声，可见原始心管搏动。于左侧子宫角部略向外凸出，见大小约 4.3 cm×3.1 cm 异常不均质稍高回声区，其内见大小约 2.3 cm×1.3 cm 无回声区，与子宫肌层无分界，与卵巢分界清，该异常回声区与宫腔内孕囊紧邻，距左侧角浆膜层最薄处约 0.17 cm，异常稍高回声区内见丰富彩色血流信号。双卵巢显示。

观察期间患者一直无腹痛、腹胀、肛门坠胀及阴道流血等不适。考虑左侧宫角处妊娠囊逐渐长大，且该处肌层菲薄，随时有发生包块破裂大出血风险，届时宫内妊娠可能面临流产风险，已不再适合期待治疗，故充分与患者及家属沟通后，于移植术后 36 天，在全身麻醉下行腹腔镜下左侧宫角妊娠物清除术，术中见（图3-3）：子宫大小约2月孕大小，表面光滑；左侧角部略突，表面充血，未见明显的紫蓝色表现，表面未见破口及渗血；超声刀切开左侧宫角略突部位，发现肌层厚约1.0 cm，见孕囊及绒毛组织，勺状钳钳夹及吸引器吸取妊娠物，过程中发现左侧宫角处孕囊与宫内正常孕囊紧邻，为尽量减少对宫内妊娠刺激，遂停止操作，用0号外科缝线缝合创面，操作极其困难。术中失血约30 mL，术后予以头孢美唑1 g静脉滴注，每8小时一次抗炎，以及黄体酮等保胎治疗。术后患者仍无阴道流血。

术后第2天，复查经阴道三维彩超提示：宫内见卵黄囊样回声及长约1.4 cm胚芽样回声，可见原始心管搏动，孕囊旁见范围约2.4 cm×1.0 cm不规则无回声区，透声欠佳，宫内早孕，宫内不规则无回声区，考虑积血。继续予以保胎对症治疗。

术后第4天，复查经阴道三维彩超：子宫后位，宫体大小约6.9 cm×6.8 cm×6.2 cm，形态饱满，肌层回声欠均质，宫腔内偏右侧见大小约3.5 cm×2.8 cm×2.4 cm孕囊样回声，其内见卵黄囊样回声及长约1.7 cm胚芽样回声，可见原始心管搏动，于左侧子宫角部与孕囊相邻见大小约2.2 cm×1.9 cm×1.8 cm无回声区，形态欠规则。双侧卵巢显示欠清，反复扫查双附件可见区域目前未见明显异常回声。盆腔内未见明显游离无回声区。考虑异位妊娠物残留，与患者充分沟通后，决定门诊密切随访。

患者于术后第5天办理出院。出院后每周进行超声监测宫内妊娠发育及宫角情况，术后2周超声检查提示：左侧宫角处异常回声区大小为4.4 cm×3.7 cm，内探及血流信号，但无子宫破裂征象（图3-4）。在孕13周时行NT超声，提示子宫左侧宫角处见大小约4.0 cm×3.8 cm不均质回声区，边界较清，其内探及血流信号。随着妊娠的进展，该异常信号在孕24周后未在超声中探及，患者也未出现腹痛等症状，超声也未发现子宫破裂征象。继续对患者整个孕期进行追踪随访，患者于妊娠38+4周时行择期剖宫产术，产一活男婴体重3150 g，Apgar评分10分—10分—10分。术中检查子宫左侧角情况，提示形成瘢痕组织，局部血管增生，该处肌层厚度与另一侧无明显差别，宫腔局部无明显残留，胎盘剥离完整、无粘连，且胎盘边缘见一类似复胎盘组织，考虑不除外之前左侧角异常回声形成的残余胎盘组织（图3-5）。

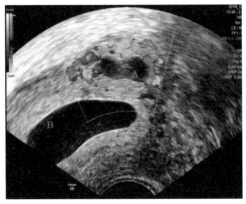

图 3-1　移植术后 27 天的超声图像

注：A 示左侧宫角区孕囊（2.0 cm×1.4 cm）；B 示宫内妊娠囊（2.6 cm×2.3 cm ×0.7 cm）

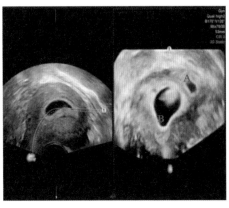

图 3-2　移植术后 29 天的超声图像

注：A 示左侧宫角孕囊（2.6 cm×1.6 cm）；B 示宫内妊娠囊（4.2 cm×1.9 cm×0.8 cm）

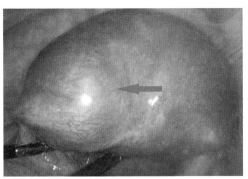

图 3-3　腹腔镜下左侧宫角外凸包块

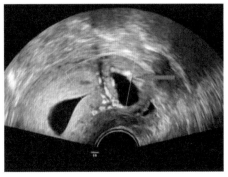

图 3-4　术后第 2 周复查超声图像

注：右侧宫角处仍有不均质稍高回声，但无孕囊，可见点条状血流信号

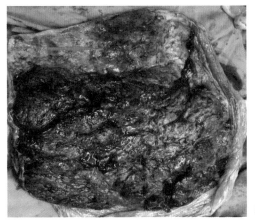

图 3-5　胎盘边缘异常组织

参考文献

［1］ 任琛琛，顾向应，刘欣燕，等 . 宫角妊娠诊治专家共识［J］. 中国实用妇科与产科杂志，2020，36（4）：329-334.

［2］ Shan N，Deng W，Fu Y. Response to unusual ectopic pregnancies：a retrospective analysis of 65 cases［J］. J Obstet Gynaecol Res，2014，40（5）：1467.

［3］ Chen L，Sun W J，Hao L J，et al. Successfully managing cornual heterotopic pregnancy：a case report and literature review［J］. Chin Med Sci J，2021，36（2）：161-170.

［4］ Dendas W，Schobbens J C，Mestdagh G，et al. Management and outcome of heterotopic interstitial pregnancy：case report and review of literature［J］. Ultrasound，2017，25（3）：134-142.

［5］ Xiao S，Mo M，Hu X，et al. Study on the incidence and influences on heterotopic pregnancy from embryo transfer of fresh cycles and frozen-thawed cycles［J］. J Assist Reprod Genet，2018，35（4）：677-681.

［6］ Santos-Ribeiro S，Tournaye H，Polyzos N P. Trends in ectopic pregnancy rates following assisted reproductive technologies in the UK：a 12-year nationwide analysis including 160000 pregnancies［J］. Hum Reprod，2016，31（2）：393-402.

［7］ Du T，Chen H，Fu R，et al. Comparison of ectopic pregnancy risk among transfers of embryos vitrified on day 3，day 5，and day 6［J］. Fertility Sterility，2017，108（1）：108-116.

［8］ Perkins K M，Boulet S L，Kissin D M，et al. Risk of ectopic pregnancy associated with assisted reproductive technology in the United States，2001-2011［J］.Obstet Gynecol，2015，125（1）：70-78.

［9］ Bu Z，Xiong Y，Wang K，et al. Risk factors for ectopic pregnancy in assisted reproductive technology: a 6-year, single center study［J］. Fertil Steril，2016，106（1）：90-94.

［10］ Gelbaya T A，Tsoumpou I，Nardo L G. The likelihood of live birth and multiple birth after single versus double embryo transfer at the cleavage stage：a systematic review and meta-analysis［J］. Fertil Steril，2010，4（3）：936-945.

［11］ Kelly H A. Operative gynaecology［M］. New York：Apple-ton-Century，1898.

［12］ Jansen R P，Elliott P M. Angular intrauterine pregnancy［J］. Obstet Gynecol，

1981，58（2）：167-175.

［13］ Grant A，Murji A，Atri M. Can the presence of a surrounding endometrium differentiate eccentrically located intrauterine pregnancy from interstitial ectopic pregnancy?［J］. J Obstet Gynaecol Can，2017，39（8）：627-634.

［14］ Liu M，Zhang X，Geng L，et al. Risk factors and early predictors for heterotopic pregnancy after in vitro fertilization［J］. PLoS One，2015，10（10）：e0139146.

［15］ Mustafa N，Mushtaq Q，Bilal Shah S M. Angular pregnancy：an eccentric implantation within uterine cavity［J］. J Ayub Med Coll Abbottabad，2021，33（4）：702-703.

［16］ 林云俊，李超，林小娜. 体外受精胚胎移植后宫内外同时妊娠14例分析［J］. 全科医学临床与教育，2011，9（5）：530-533.

［17］ Peker N，Aydeniz E G，Gündoğan S，et al. Laparoscopic management of heterotopic istmocornual pregnancy：a different technique［J］. J Minim Invasive Gynecol，2017，24（1）：8-9.

［18］ Hunter J G，Swanstrom L，Thornburg K. Carbon dioxide pneumoperitoneum induces fetal acidosis in a pregnant ewe model［J］. Surg Endosc，1995，9（3）：272-277.

［19］ Na E D，Jung I，Choi D H，et al. The risk factors of miscarriage and obstetrical outcomes of intrauterine normal pregnancy following heterotopic pregnancy management［J］. Medicine（Baltimore），2018，97（37）：e12233.

［20］ Kim M J，Jung Y W，Cha J H，et al. Successful management of heterotopic cornual pregnancy with laparoscopic cornual resection［J］. Eur J Obstet Gynecol Reprod Biol，2016，203：199-203.

［21］ Xu W，Lin X，Huang D，et al. Laparoscopic treatment of cornual heterotopic pregnancy：A retrospective cohort study［J］. Int J Surg，2018，53（4）：98-102.

（陈　丽）

第四章　宫内合并输卵管间质部妊娠

第一节　宫内合并输卵管间质部妊娠的诊治

一、概述

输卵管间质部是指输卵管潜行于子宫壁内的部分，直径 0.5~1.0 mm，长约 1 cm，受精卵着床在输卵管的间质部，称为输卵管间质部妊娠（interstitial tubal pregnancy），约占输卵管妊娠的 3.2%[1-2]。输卵管间质部的解剖特点不同于输卵管其他部位，输卵管间质部穿越于子宫肌层，周围肌层相对较厚，血供较丰富，因此许多学者将输卵管间质部妊娠看作一种特殊类型的异位妊娠。输卵管间质部妊娠的早期临床症状多不明显，容易被忽视，诊断时孕周一般较大，间质部妊娠包块若出现破裂，可短时间内出现腹腔内大量出血，致失血性休克，孕妇死亡率达 2%~3%，比普通输卵管妊娠妇女的死亡率增加 7 倍之多[3]。宫内合并输卵管间质部妊娠（interstitial heterotopic pregnance，IHP），是指宫内合并输卵管间质同时存在的一种复合妊娠。间质部周围血供丰富，加之与宫内妊娠相接近，临床处理与宫内合并输卵管其他部分的妊娠存在一定区别，但如果处理得当，宫内妊娠是有可能得以维持并获得活婴的。

二、高危因素

输卵管间质部是输卵管通向子宫的交界处，血管丰富，但管腔内皱襞逐渐消失，纤毛减少，蠕动功能减弱，受精卵发育迟缓，在此着床而形成输卵管间质部妊娠。自然妊娠中，发生输卵管间质部妊娠的患者较少，其发病的高危因素与其他部位输卵管妊娠相同。常见的高危因素有盆腔感染和输卵管炎性病变、盆腔手术史或输卵管手术史、输卵管发育不良或功能异常，其他高危因素如子宫肌瘤或卵巢肿瘤机械压迫输卵管等。

近年来，随着促排药物的使用增加及辅助生殖技术的发展，国内外研究发现输卵管间质部妊娠和复合妊娠的发生率明显上升。其中，少部分为宫内合并输卵管间质部妊娠。国内研究资料显示，辅助生殖助孕后输卵管间质部妊娠占异位妊娠的 7.3%~9.5%，明显高于自然妊娠中输卵管间质部妊娠的发生率[4-5]。辅助生殖后发生复合妊娠的原因，一方面是由于多胚胎移植，另一方面则是因为此类患者接受体外受精 - 胚胎移植的主要指征常常是输卵管因素。随着对输卵管积水会显著影响体外受精 - 胚胎移植成功率的普遍认可，合并有重度输卵管粘连积水的不孕患者通常选择行患侧输卵管切除或根部切断术，术后再行体外受精 - 胚胎移植。此类术式后，最常见的输卵管壶腹部妊娠不再发生，但输卵管间质部妊娠的风险仍存在。2000 年 Habana 等[6] 的文献综述报道了多例输卵管间质部复合妊娠，86.7% 的患者有包括输卵管切除术的输卵管手术史。针对体外受精 - 胚胎移植后宫内外复合妊娠与单纯宫内妊娠病例的比较研究也显示，两组在输卵管病史方面有显著性差异[7]，即因输卵管因素而行体外受精 - 胚胎移植的患者更容易发生宫内外复合妊娠。

文献报道的宫内合并输卵管间质部妊娠，多发生于辅助生殖助孕患者中。陆彧等[8] 在报道的 38 例宫内合并输卵管间质部或宫角妊娠中，有 35 例为辅助生殖助孕（92%），2 例为自然妊娠，1 例为促排治疗后妊娠。在体外受精 - 胚胎移植过程中，虽然胚胎直接放入宫腔内，但胚胎于移植后 3~5 天种植，在此过程中，胚胎可以游走。胚胎移植时刺激引起子宫收缩以及子宫内膜的蠕动，也有可能将种植入宫腔内的胚胎挤压进入输卵管内。当输卵管发生病变时，如输卵管炎性病变等导致管壁纤毛上皮细胞功能异常时，则不能将进入输卵管的胚胎回送到宫腔内[4]。在上述文献报道的 38 例宫内合并输卵管间质部或宫角妊娠患者中，24 例（63.2%）有输卵管手术史（输卵管切除术或结扎术等手术史）。此外，Li 等[9] 也认为输卵管损伤是宫内合并输卵管间质部妊娠发生的高危因素，其总结了文献报道的宫内合并输卵管间质部或宫角妊娠的复合妊娠，其中，62.4% 患者有输卵管功能障碍病史，如既往输卵管切除术、输卵管手术和输卵管阻塞；44% 患者有输卵管切除术史，其中 34.4% 接受了双侧输卵管切除手术；

13.6% 接受了其他输卵管手术，包括输卵管吻合或输卵管成形术；4.8% 患者患有输卵管因素相关不孕。因此，辅助生殖助孕后输卵管间质部妊娠发生率增高可能与患者既往输卵管功能异常、行输卵管相关手术有关，特别是输卵管切除或者输卵管近端阻断的患者。提示临床医生仍需警惕输卵管切除术后患者的异位妊娠，尤其是辅助生殖技术受孕者；即使已确认宫内妊娠，仍需超声仔细排查，除外同时存在输卵管间质部或宫角妊娠的可能，必要时重复行超声检查等。

三、临床表现

宫内合并输卵管间质部妊娠患者中，大部分有停经史或辅助生殖胚胎移植病史。输卵管间质部特殊的解剖特点使得胚胎早期发育环境较输卵管其他部位好，仅少部分患者出现阴道流血，部分无临床症状。辅助生殖患者中，多因放胚后常规复诊并通过彩超发现宫内合并输卵管间质部妊娠。患者异位妊娠包块未破裂前，可有下腹部隐痛或酸胀感，若出现典型的下腹剧烈疼痛，则提示间质部妊娠破裂可能，由于间质部周围肌层厚，血供丰富，破裂后短时间内出现腹腔大量出血，疼痛蔓延至全腹，出现肩胛部及胸部放射性疼痛，随着大量失血，患者可在短时间内出现失血休克症状，如面色苍白、脉搏快而细弱、心率下降和血压下降等表现。查体下腹有明显的压痛、反跳痛，尤以患侧为著。腹部叩诊有移动性浊音，妇科检查子宫有漂浮感。

宫内合并输卵管间质部妊娠中，患者出现腹痛、阴道流血最容易被误认为单纯的宫内妊娠先兆流产，而忽视同时合并的输卵管间质部妊娠。在王新燕[10]等报道的 80 例输卵管间质部妊娠中，有 6 例误诊为宫内妊娠并行人工流产术，术后出现腹痛及阴道流血，在后期才发现为输卵管间质部妊娠。因此，重视患者的临床表现，加强对疾病的监测，特别是多胚胎移植的患者，疾病的早诊断有重要意义。

四、诊断及鉴别诊断

（一）诊断

输卵管间质部为输卵管潜行于子宫壁内的部分，长约 1 cm，该部位管腔周围肌层较厚，其所在的宫角部接受子宫及卵巢来源的双重血供，血运丰富，因此输卵管间质部妊娠破裂常发生于妊娠 12~16 周[11]。一旦破裂，犹如子宫破裂，患者症状极严重，往往在短时间内出现失血性休克症状，危及生命。国内学者王新燕[10]报道输卵管妊娠平均破裂孕周为（7.08±1.38）周，而胡晓吟[12]曾报道破裂最早发生在移植术后 18 天，相当于停经 35 天，提示虽然输卵管间质部特殊的解剖结构决定其破裂孕周偏大，但在孕早期也可出现破裂大出血风险，因此，早诊断和早治疗是避免出现危及生命的破裂出血的有效途径。

1.超声检查。超声是诊断异位妊娠最常用和最重要的方法，具有操作方便、快捷、诊断准确率高、价格便宜等优点。经阴道超声检查在诊断异位妊娠中的敏感度 87%~99%，特异度 94%~99%[13]。宫内外复合妊娠中，超声随访对比也非常方便，因此在各种类型的复合妊娠的诊断中，超声都占有极其重要的地位。经阴道超声检查较腹部超声检查准确性更高，虽然其扫查范围有限，但可避开腹部超声出现的各种干扰因素，通过超声观察患者子宫内膜及其与孕囊、包块间关系，间接定位孕囊着床部位，同时观察盆腔及腹腔积血状况，且图像清晰和分辨率均较高。研究显示，经阴道及经腹部超声联合检查对输卵管间质部妊娠的诊断准确性高达 93.55%，且与临床手术结果具有良好的一致性[14]。

对宫内合并输卵管间质部妊娠，宫内妊娠的诊断难度一般不大，超声在子宫腔内可探及有孕囊，关键是对输卵管间质部妊娠的正确识别，结合《输卵管间质部妊娠诊治的中国专家共识（2022 年版）》[11]，宫内合并输卵管间质部妊娠的超声影像学特点是：①宫腔探及孕囊样回声，同时探及间质部妊娠包块明显凸出于子宫底部一侧轮廓之外；②间质部妊娠包块周围肌层较薄，或不完整（孕囊或不均质包块周围的肌层厚度小于 5 mm）；③间质部妊娠包块不与宫腔相连接，存在"间质线特征"。"间质线特征"是输卵管间质部妊娠的特异超声表现，指在宫底横切面宫角区域，自子宫体腔外侧与孕囊或妊娠包块之间的线状高回声。"间质线特征"对于输卵管间质部妊娠诊断的特异度为98%，敏感度为 80%[15-16]。

根据输卵管间质部妊娠不同的结局，超声检查分型如下[11]。①胚囊型：一侧宫角部膨隆，其内探及胚囊回声；胚囊与宫腔不相通，围绕的肌层极薄或不完整；如为活胎，胚囊内还可探及胎芽和心管搏动，胚囊周围有环状血流；

②不规则包块型：一侧宫底部膨隆，其内可及不均质团块，回声杂乱，界限尚清；③破裂型：一侧宫底部有不均质包块，大小不一，边界不清，血流不丰富，伴有盆腔积液。随着超声诊断水平的提高，破裂型现已少见，因缺少特征性表现，容易误诊为其他部位异位妊娠或"炎性包块"。输卵管间质部妊娠可维持至 12~16 周，部分患者通过超声影像可探及胎儿及胎盘。

经阴道三维彩超分辨率高，能获得常规二维超声无法获取的冠状切面，可直观了解病灶、病灶周边的情况及病灶与宫腔的关系。随着三维彩超的普及，在临床中也用于异位妊娠的诊断，特别是特殊部位的异位妊娠。谢忧忧等[17]报道的采用三维彩超自由解剖成像技术在 81 例特殊部位妊娠患者中的诊断正确率达 95.5%，具有较高的诊断价值。

宫内外复合妊娠容易因异位妊娠存在而漏诊，因此，需特别强调超声检查操作的规范性，即使发现了宫内妊娠或单个部位异位妊娠病灶，仍需要对双侧附件区进行仔细扫查，特别是辅助生殖技术助孕并有多个胚胎移植病史的患者。

2. 磁共振成像。MRI 具有多参数、多方位及多平面成像等优点而在妇产科疾病诊断中采用。临床研究发现，MRI 检查能够获得孕囊多维图像，有利于清楚显示孕囊着床深度、部位及与周围组织关系，进而准确诊断异位妊娠情况。但 MRI 检查中会出现假阴性，其原因可能是输卵管内环境不利于孕囊生长，可能引起流产而造成囊内出血，异位妊娠的滋养细胞会对输卵管壁小动脉造成侵蚀，导致血液由破口流入绒毛间隙，进而反复出血，最终诱发输卵管积血，其出血信号会干扰输卵管间质部妊娠的诊断。但总的来说，MRI 检查对间质部妊娠的诊断准确度也较高，其对输卵管间质部妊娠的诊断准确度可达 88.71%[14]。但目前尚缺乏充足的证据证明其对早期胚胎发育的安全性。相关专家共识指出，对希望继续妊娠的早孕期患者，仅限必要时行磁共振成像检查，以 1.5 T 为宜[18]。宫内合并输卵管间质部的复合妊娠，因宫内妊娠的存在和病情需要可能需要反复检查，超声在诊断中具有一定优势，而 MRI 检查费用昂贵，且在急诊中临床实用性有限，因此，MRI 的实际应用情况受限，推荐在超声能明确诊断时，应首选超声检查。

3. 腹腔镜检查。随着超声技术的发展，以及大众对疾病的认识，越来越多的间质部妊娠在破裂前被诊断。腹腔镜在异位妊娠的治疗中占有极其重要的位置。但作为检查手段，在 2019 年输卵管妊娠诊治的专家共识中指出腹腔镜不再是诊断异位妊娠的金标准。腹腔镜对早期异位妊娠进行腹腔镜检查，会出现 3.0%~4.5% 的假阴性结果[19-20]。目前腹腔镜作为一种创伤性的检查手段应用越来越少，更多的是直接作为一种手术治疗方案，除非患者存在明显症状或者血流动力学不稳定的情况。对有腹腔镜治疗需求的患者，腹腔镜可以兼有明确诊断和治疗的作用，特别是超声诊断有疑惑的患者。

（二）鉴别诊断

宫内合并输卵管间质部妊娠需要与宫内双胎妊娠、宫内合并宫角妊娠、输卵管其他部位妊娠、近宫角部的肌壁间妊娠、残角子宫妊娠相鉴别。其中，宫内合并输卵管间质部妊娠与宫角妊娠最容易混淆，特别要注意与之进行鉴别。

输卵管间质部妊娠与宫角妊娠的临床表现及影像学表现相似，鉴别困难。需要三维超声和MRI将妊娠组织是否与宫腔相通，子宫输卵管连接处、圆韧带、间质线特征直观地呈现出来。①宫角妊娠时，孕囊种植在子宫输卵管交界处及圆韧带内侧的宫角内，与宫腔相通；输卵管间质部妊娠时，孕囊种植在子宫输卵管交界处及圆韧带外侧，与宫腔不相通。②宫角妊娠时，孕囊部分被蜕膜包绕，部分被子宫肌层包绕，肌层厚度大于 5 mm；输卵管间质部妊娠时，全部孕囊均无子宫内膜包绕，孕囊靠近浆膜层或肌层不完整，厚度多小于 5 mm。③宫角妊娠时，间质线特征阴性；输卵管间质部妊娠时，孕囊与宫腔之间可见 1~9 mm 间质线[21]。

对输卵管间质部妊娠和宫角妊娠的鉴别，若超声诊断有疑惑，同时也有腹腔镜手术治疗需求的患者，可以在腹腔镜下通过包块与圆韧带之间的关系，来对两者进行诊断、鉴别及治疗。异位妊娠包块种植在子宫输卵管交界处圆韧带外侧的，则可诊断为输卵管间质部妊娠。但也有报道显示妊娠包块大小等因素也可能影响包块与圆韧带的相对关系。有学者研究 50 例均经宫腹腔镜检查确诊的输卵管间质部妊娠患者，发现圆韧带位于宫角包块内侧者占 82.0%，位于包块中间者占 8.0%，位于包块外侧者占 10.0%；包块直径 <4 cm 的，圆韧带位于包块内侧的比例较高。因此，以圆韧带位于宫角包块内侧诊断输卵管间质部妊娠并不完全准确，对不合并宫内妊娠者，宫腹腔镜联合检查则是诊断的金标

准[22]。但因宫腹腔镜的有创性，现临床大多针对需同时进行诊断和治疗的患者使用。对宫内合并输卵管间质部妊娠患者，如果患者要保留宫内妊娠，需要考虑宫腔镜的使用对宫内妊娠的影响，一般不作为诊断的首选。

五、治疗

宫内合并输卵管间质部妊娠的治疗，若患者不希望保留宫内妊娠，治疗决策相对容易，宫内妊娠行药物流产或清宫术，同时按照输卵管间质部妊娠的处理方法处理异位妊娠。异位妊娠的治疗方法包括期待疗法、药物治疗和手术治疗三大类。输卵管间质部妊娠因其部位较特殊，周围肌层较厚，血供较丰富，一旦破裂发生大出血风险高于输卵管其他部位的异位妊娠，因此，一般认为输卵管间质部妊娠需要手术治疗。若宫内合并输卵管间质部妊娠患者需保留宫内妊娠，治疗较单纯的输卵管间质部妊娠更具有特殊性和复杂性。既往文献资料[23]显示，宫内外复合妊娠在行手术治疗后，妊娠早期胎儿丢失率为15%，活产率为80%，与正常宫内妊娠相比（妊娠早期胎儿丢失率13.1%，活产率84.1%）没有显著差异。因此，积极诊断和处理复合妊娠中的异位妊娠而保留宫内妊娠，是完全可行的。目前宫内合并输卵管间质部妊娠的治疗主要有以下几种方式。

1. 期待治疗。异位妊娠的期待治疗，是临床上对部分较早期的异位妊娠不进行医疗干预，动态观察血绒毛膜促性腺激素的波动，因其具有自限性，可发生异位妊娠流产或重吸收。根据2016年11月英国皇家妇产科医师学会（Royal College of Obstetricians and Gynaecologists，RCOG）联合早期妊娠协会（Association of Early Pregnancy Units，AEPU）共同发布的异位妊娠管理指南，对单纯的异位妊娠，期待治疗适用于病情稳定、血清HCG呈下降趋势且初始HCG水平低于1500 U/L的患者[24]。但在复合妊娠的治疗中，由于宫内妊娠的影响，监测血HCG水平来判断异位妊娠组织的活性失去了临床参考意义，因此，在复合妊娠的治疗中，期待治疗需谨慎。《复合妊娠诊治中国专家共识（2022年版）》指出，期待治疗风险较大，仅适用于异位妊娠有流产趋势、无显著出血及明显症状的宫内外复合妊娠患者[25]。因间质部异位妊娠的位置特殊，周边肌层厚，血供丰富，一旦发生破裂出血，可在短时间大量失血，且期待治疗过程中异位妊娠包块持续存在，孕期也有发生破裂出血风险，因此，在有条件时，期待治疗不作为宫内合并输卵管间质部妊娠患者的首选。此外，大部分患者通过辅助生殖技术助孕，对宫内妊娠期望值高，多选择积极处理异位妊娠病灶。

2. 药物减胎保守治疗。药物治疗成本低、侵入性小、失血少、恢复快，对于血流动力学稳定的患者可采用药物杀死间质部胚胎。注射药物主要有氯化钾、高渗葡萄糖和甲氨蝶呤等。但甲氨蝶呤有杀胚作用，在宫内同时存在妊娠时，需考虑对宫内妊娠的影响。有学者报道[26]，当他们使用小剂量的甲氨蝶呤或甲氨蝶呤和氯化钾的混合物来治疗与宫内妊娠共存的宫内外复合妊娠时，没有发现药物会导致胎儿出现先天异常。然而，由于可能存在胎儿畸形，甲氨蝶呤应用于宫内外复合妊娠患者时，仍需要慎重。有文献[27]报道了14例采用局部药物治疗的宫内合并输卵管间质部妊娠患者，有9例采用氯化钾对异位妊娠胎囊或胎心内注射，其中1例还加用了甲氨蝶呤，5例采用高渗葡萄糖，结果有3例发生宫内妊娠流产，其余11例分娩。Wang等[28]报道了对5例宫内合并输卵管间质部妊娠患者采取经阴道超声引导下间质部妊娠抽吸和高渗葡萄糖注射治疗，5例患者均成功吸出了胚芽，无出血、先兆流产或感染。间质部妊娠在妊娠囊抽吸后继续进展，在11~20周之间停止生长。到孕30周时，80%的间质部肿块已经消失，5例患者中有1例未随访到妊娠结局，其余4例随访均行剖宫产，子宫角未见异常。由此可见，早诊断非常重要（5例均在 6^{+5}~7^{+4} 周），孕周小，间质部妊娠未发生破裂，所有患者胚芽被完全吸出，可能也是良好的预后因素之一。但抽吸本身可能导致出血，需急诊转腹腔镜或开腹手术，因此，在采用这种治疗方法时，需备急诊腹腔镜或开腹手术，随时处理应急出血情况。

抽吸及药物注射减胎没有手术创伤，同时也保留了子宫的完整性。但仍需警惕在妊娠过程中，残留妊娠肿块的进展及破裂，治疗后的评估及监测也非常重要，由于宫内妊娠存在，因此，超声检查取代HCG成为宫内合并输卵管间质部妊娠药物减胎抽吸术后评估间质部肿块的有效工具。由于这部分病例并不多见，因此，在超声评估中异位妊娠肿块和残留组织变化的趋势尚不清楚的情况下，超声评估肿块的变化程度到需转腹腔镜手术或开腹手术的节点是监测过程中最重要的，目前还需要更多的临床数据和经验积累来确定这个节点。

虽然临床上报道了有采用药物减胎治疗成功的案例，但滋养细胞生长活跃可能使药物治疗失败，及药物治疗过程中肿块进展发生破裂出血，仍是药物治疗过程中最重要的问题。有学者[9]总结了文献报道中宫内合并宫角/间质部妊娠接受氯化钾治疗的13例患者中，虽然有8例患者成功足月分娩，但有1例出现了子宫破裂。因此，在药物治疗过程中需要考虑到治疗后仍有妊娠期出血风险，患者需要有较好的依从性及医疗机构具有处理出血的应急能力。

3. 手术治疗。宫内合并输卵管间质部妊娠的期待治疗及药物保守治疗，因异位妊娠病灶并未去除，在妊娠期间均有滋养叶细胞继续侵蚀周边肌层而发生破裂大出血风险，现随着宫内外复合妊娠诊治技术的发展，手术技术的成熟，越来越多的文献报道了采取手术治疗获得成功的案例。Li 等综合文献报道[9]，采用开腹手术治疗宫内合并输卵管间质部/宫角妊娠，活产率为76.4%，采用腹腔镜手术治疗，活产率为87.1%；陆彧[12]等报道宫内合并输卵管间质部或宫角妊娠38例，均采用腹腔镜手术治疗，术后宫内妊娠活产率达92.1%。手术逐渐成为宫内合并输卵管间质部妊娠治疗的主流。在宫内合并输卵管间质部妊娠中，若间质部妊娠已破裂，首选手术治疗。

开腹手术是传统的手术方法，其优点是术中止血迅速、缝合速度快，但由于开腹手术子宫受到牵拉和挤压刺激，对宫内妊娠胚胎影响较大。与开腹手术相比，腹腔镜手术能缩短住院时间、减少术后疼痛、手术损伤小，减少对子宫的刺激以及机体的应激反应。在有条件时，腹腔镜可作为首选。但腹腔镜手术对术者的腹腔镜下手术操作技能有一定的要求，要求术者有娴熟的缝合技术，以便快速止血，避免大量失血对宫内妊娠的影响。

手术方式有输卵管间质部切开清除+修补术，以及宫角切除术。2016年11月英国皇家妇产科医师学会联合早期妊娠协会共同发布的异位妊娠管理指南提出，对于输卵管间质部妊娠手术治疗，宫角切除或输卵管切开均是有效的。2022年中国专家共识中指出[25]，宫角切除术会延长手术时间，增加术中出血量，对局部的血供影响较大，增加了妊娠期间子宫破裂的风险，故须谨慎选择宫角切除术。术中安全有效地控制出血是手术成功的关键。相关指南中也特别提到宫内合并输卵管间质部妊娠术中的注意事项：①可先行患侧输卵管切除术；②缝扎患侧卵巢血管与子宫动脉交通支；③如异位妊娠病灶与宫内妊娠囊距离较远，可在异位妊娠病灶周围采用"荷包缝合法"预先缝合1周，或套扎外凸异位妊娠病灶；④切除病灶后局部缝合。因有宫内妊娠的存在，术中禁忌使用宫缩剂。建议以可吸收线缝合加固子宫肌层，尽量减少缝线裸露于宫腔。

但是孕期子宫输卵管间质部的手术，无论是切开清除术还是宫角切除术，均会导致宫角部位子宫肌层完整性破坏，临床上最担心的是术后孕产期出现子宫破裂的风险。对于这部分患者，"何时终止妊娠"是产科临床需要面对的问题。晚孕期宫腔压力增高，子宫破裂风险增加，须避免子宫破裂同时尽可能延长孕周，减少新生儿湿肺、早产的发生。宫内合并输卵管间质部或宫角妊娠临床相对少见，研究多为个案报道且多集中于能否活产，缺乏对分娩孕周的相关分析。有文献分析[12]，发现约78.3%（119/152）的患者可孕37周后分娩，提示腹腔镜手术治疗输卵管间质部或宫角妊娠对于同时存在的宫内妊娠大部分是安全的，并且多数可期待至孕37周后分娩。

虽然宫内合并输卵管间质部妊娠手术治疗的妊娠结局总体较为满意，但是，仍然需要警惕孕期子宫破裂风险，子宫破裂一旦发生，对孕妇和胎儿都可能是致命的。有学者报道在宫内合并宫角妊娠患者中，停经45天行右侧宫角切开取胚术，术后10天复查超声提示右侧宫角部位混合回声且血流丰富，孕期多次超声检查提示右侧宫角处混合结构，血窦为主；在孕36周后行剖宫产术中见右侧宫角部位稍凸起，表面血管怒张；此外，也有报道复合妊娠宫角切除术后5周子宫破裂[29]。上述报道提示，虽然多数患者手术治疗后可以待产至足月分娩，但在整个孕期仍有子宫破裂风险，且可能存在局部血管增生等改变，故孕产期需严密监测，结合术中具体情况及孕期动态随访结果，采用个体化管理。

六、孕期管理

宫内合并输卵管间质部妊娠属于特殊部位复合妊娠，早诊断、早治疗是改善疾病预后的重要因素之一。治疗方案的选择要根据患者对宫内妊娠的期望值、异位妊娠部位及是否有破裂、医生的临床经验及医疗资源进行个体化的治疗，且孕期应纳入高危妊娠管理，严密监测孕期情况及产科分娩结局。对妊娠困难的患者，原则是处理异位妊娠的同时，尽量保留宫内妊娠及保护未来的生育功能。整个孕期应由妇科、产科、超声科、生殖科等进行多学科综合管理，建立严密的随访机制，孕期超声检查需注意宫角部肌层的完整性，警惕子宫破裂等严重并发症的发生。妊娠期应加强营养指导，避免巨大儿发生。一旦发生可疑子宫破裂，应立即转诊至具有抢救孕产妇及新生儿条件和经验的医院及时救治。

第二节　宫内合并输卵管间质部妊娠临床病例

患者，女，34 岁，因"冷冻胚胎移植术后 43 天，超声发现附件异常回声 5 小时"于 2021 年 12 月 23 日入院。入院前 43 天患者因女性输卵管因素在生殖中心移植冻囊胚 2 枚。放胚术后 14 天查血 HCG 为 2303 IU/L。放胚术后 29 天常规复诊彩超提示：子宫体大小约 6.8 cm×6.9 cm×6.5 cm，形态饱满，肌层回声欠均质，后壁见大小约 2.4 cm×2.1 cm 不均质稍低回声，边界较清，宫腔内见大小约 3.2 cm×2.8 cm× 2.3 cm 孕囊样回声，其内见卵黄囊样回声及长约 0.96 cm 胚芽样回声，可见原始心管搏动。孕囊下缘距宫体下段前壁切口处约 1.5 cm，双卵巢显示，双附件区域反复扫查未见明显异常回声。超声提示：宫内早孕，子宫肌层异常回声，符合肌瘤声像图改变。患者无腹痛、腹胀，无阴道流血，无肛门坠胀，无头晕、心悸、四肢乏力等症状，嘱门诊随访。患者于入院当日再次常规门诊复查彩超，提示：子宫体大小约 8.1 cm×7.9 cm×8.5 cm，形态饱满，肌层回声欠均质，后壁见大小约 2.9 cm×2.3 cm 不均质稍低回声，边界较清，宫腔内见大小约 5.3 cm×4.9 cm×2.5 cm 孕囊样回声，其内见卵黄囊样回声及长约 2.4 cm 胚芽样回声，可见原始心管搏动。孕囊下缘距宫体下段前壁切口处约 0.7 cm，于左侧子宫角部向外凸出大小约 3.3 cm×3.2 cm×3.2 cm 异常不均质稍高回声区，其内见大小约 1.5 cm×1.4 cm×1.4 cm 孕囊样无回声区，其内可见长约 1.05 cm 胚芽样回声，未见原始心管搏动，该异常回声区与宫腔未见明显相通，其绒毛距宫内孕囊绒毛最小距离约 0.41 cm，与子宫肌层无分界，与卵巢分界清，双侧卵巢显示。右附件可见区域反复扫查未见明显异常回声。盆腔子宫后方见少许游离无回声区。提示宫内早孕，超声孕周约 8 周子宫，左侧角外凸实性占位，考虑输卵管间质部妊娠；子宫肌层异常回声，符合肌瘤声像图改变（图 4-1、图 4-2）。门诊以"宫内外复合妊娠、子宫肌瘤"收入住院。

既往史：2012 年因"巨大儿"于某妇幼保健院剖宫产一次，手术顺利，术后如期恢复。2014 年因右输卵管妊娠在某医院行腹腔镜下右侧输卵管切除术。2015 年因左输卵管妊娠，于某医院行腹腔镜下左侧输卵管切除术。

月经婚育史：初潮年龄 12 岁，平素月经规律，月经周期 28 天，经期 5 天，量中，无痛经史。24 岁初婚，与前夫 G4P1，异位妊娠 2 次，人工流产 1 次，足月剖宫产 1 次，与前夫育有 1 子；32 岁再婚，与现任丈夫 G0P0，现任丈夫无子女。

查体：体温 37.0 ℃，脉搏 97 次 / 分，呼吸 20 次 / 分，血压 114/72 mmHg，身高 158 cm，体重 65 kg，体重指数（body mass index，BMI）26.03 kg/m^2，下腹部见一长约 10 cm 横形瘢痕，下腹软，无压痛，无反跳痛及肌紧张。

妇科查体：外阴发育正常，阴道通畅，阴道黏膜光滑，见少许白色分泌物；宫颈光滑，正常大小，无举摆痛；宫体前位，较软，增大如孕 2 月大，活动，无压痛；双附件未扪及明显包块，双附件区无压痛。

入院后与患者及家属沟通病情，根据患病史，曾行输卵管切除术，移植胚胎 2 枚，根据病史及超声结果考虑宫内合并输卵管间质部妊娠，患者保留宫内妊娠意愿强烈，考虑间质部妊娠发生破裂出血风险大，建议手术治疗，并告知间质部妊娠手术治疗后孕期相关风险，患者对病情知晓。

入院后次日在全身麻醉下行腹腔镜探查术。术中见：大网膜与前腹壁片状粘连，乙状结肠与左侧盆壁、子宫左后壁、左侧卵巢多层片状粘连，子宫增大约孕 2 月大，饱满质软，双侧输卵管缺如；左侧输卵管间质部呈紫蓝色凸起约 3.5 cm×3.0 cm，未见破口（图 4-3）；双侧卵巢大小形态未见异常；直肠窝未见明显积血积液。术中行左侧间质部妊娠切开清除＋修补术（图 4-4、图 4-5），清除物标本装袋取出，见绒毛组织。病理检查结果为坏死组织、血块及绒毛。手术时间 60 分钟，术中出血约 50 mL。围手术期予静脉抗生素预防感染治疗，术后予孕激素保胎治疗。

术后第 3 天复查妇科彩超（图 4-6）提示：子宫前位，宫体大小约 9.0 cm×8.1 cm×8.0 cm，形态饱满，肌层回声欠均质，后壁见大小约 2.9 cm×2.3 cm 不均质稍低回声，边界较清；宫腔内见大小约 5.5 cm×4.7 cm×2.6 cm 孕囊样回声，其内见卵黄囊样回声及长约 2.7 cm 胚芽样回声，可见原始心管搏动。孕囊下缘距宫体下段前壁切口处约 0.6 cm，绒毛膜板位于前壁；双侧卵巢显示，双附件可见区域反复扫查未见明显异常回声；盆腔内未见明显游离无回声区。提示宫内早孕，超声孕周约 9 周，子宫肌层异常回声，符合肌瘤声像图改变。

患者术后恢复好，无腹痛、腹胀、阴道流血等，于术后第 5 天出院。

术后第 12 天，患者返诊复查妇科彩超提示：子宫前位，宫体大小约 9.6 cm×8.5 cm×8.6 cm，形态饱满，肌层回声欠均质，左后壁见大小约 2.5 cm×2.1 cm 不均质稍低回声，边界较清。宫腔内见大小约 7.4 cm×4.2 cm×3.4 cm 孕囊样回声，其内见一胎儿声像图，其头臀长约 4.24 cm，可见胎心及胎动；卵巢及附件未见异常回声；盆腔未见明显游离无回声区。提示宫内早孕，超声孕周约 10 周，子宫肌层异常回声，符合肌瘤声像图改变。

患者转入产科建档。孕期诊断为妊娠期糖尿病，予饮食、运动指导，餐后血糖控制好。

患者于妊娠 38 周因瘢痕子宫行剖宫产，术中子宫表面见散在炎性滤泡及膜状粘连带，左侧宫角未见异常，双侧输卵管缺如，卵巢外观未见异常，术中因子宫收缩欠佳出血约 400 mL，予促宫缩后好转。新生儿体重 3570 g，身长 50 cm，Apgar 评分 10 分—10 分—10 分。母儿结局良好。

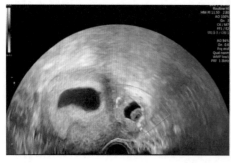

图 4-1　宫内合并输卵管间质部妊娠术前
超声图像

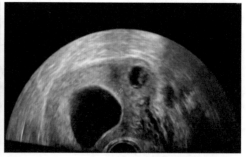

图 4-2　宫内合并输卵管间质部妊娠术前
超声图像

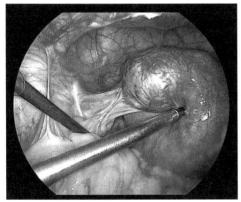

图 4-3　宫内合并输卵管间质部妊娠术中所见

注：术中见左侧输卵管缺如，间质部呈紫蓝色凸起，未见破口

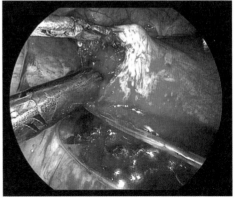

图 4-4　宫内合并输卵管间质部妊娠术中所见

注：术中切开左侧间质部，清除妊娠组织

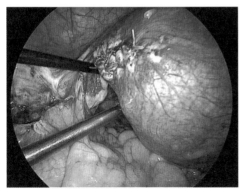

图 4-5　宫内合并输卵管间质部妊娠术中所见

注：切开左侧间质部，清除妊娠物后，局部修补缝合术

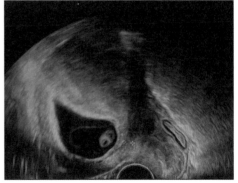

图 4-6　宫内合并输卵管间质部妊娠术后第 3 天超声图像

参考文献

［1］谢幸，孔北华，段涛，等.妇产科学［M］.9 版.北京：人民卫生出版社，2018.

［2］Marchand G，Masoud A T，Galitsky A，et al. Management of inter-stitial pregnancy in the era of laparoscopy：a meta- analysis of 855 case studies compared with traditional techniques［J］. Obstet Gynecol Sci, 2021, 64（2）: 156-173.

［3］ Moawad N S, Mahajan S T, Moniz M H, et al. Current diagnosis and treatment of interstitial pregnancy［J］. Am J Obstet Gynecol, 2010, 202（1）: 15-29.

［4］ 乔杰, 王丽娜. 辅助生殖技术中异位妊娠的特点及处理［J］. 现代妇产科进展, 2008, 17（6）: 403-404.

［5］ 张园, 舒黎, 柴德春, 等. 辅助生殖技术后输卵管间质部妊娠10例临床分析［J］. 国际生殖健康/计划生育杂志, 2015, 34（5）: 372-374.

［6］ Habana A, Dokras A, Giraldo J L, et al. Cornual heterotopic pregnancy: contemporary management options［J］. Am J Obstet Gynecol, 2000, 182（5）: 1264-1270.

［7］ Clayton H B, Schieve L A, Peterson H B, et al. A comparison of heterotopic and intrauterine-only pregnancy outcomes after assisted reproductive technologies in the United States from 1999 to 2002［J］. Fertil Steril, 2007, 87: 303-309.

［8］ 陆彧, 肖喜荣, 李斌, 等. 宫内合并输卵管间质部或宫角妊娠38例临床分析并文献复习［J］. 中国实用妇科与产科杂志, 2024, 40（3）: 366-370.

［9］ Li Y L, Chuang F C, Lan K H. Laparoscopic management of second trimester ruptured cornual heterotopic pregnancy with subsequent live birth delivery: a case report and literature review［J］. Taiwan J Obstet Gynecol, 2023, 62（2）: 363-368.

［10］ 王新燕, 赵双一, 褚丹霞, 等. 输卵管间质部妊娠的临床诊治特点［J］. 河南医学研究, 2023, 32（14）: 2535-2538.

［11］ 中国优生科学协会生殖道疾病诊治分会, 郭瑞霞, 薛凤霞, 等. 输卵管间质部妊娠诊治的中国专家共识（2022年版）［J］. 中国实用妇科与产科杂志, 2022, 389（3）: 290-295.

［12］ 胡晓吟, 张路, 林奕, 等. 胚胎移植后宫内外复合妊娠手术治疗264例分析［J］. 实用妇产科杂志, 2019, 35（9）: 710-713.

［13］ Condous G, Okaro E, Khalid A, et al. The accuracy of transvaginal ultrasonography for the diagnosis of ectopic pregnancy prior to surgery［J］. Hum Reprod, 2005, 20（5）: 1404-1409.

［14］ 董琼, 陈轶杰, 崔培培. 超声联合与MRI对输卵管间质部妊娠的诊断价值［J］. 中国CT和MRI杂志, 2021, 19（7）: 123-125.

［15］ Ackerman T E, Levi C S, Dashefsky S M, et al. Interstitial line: sonographic finding in interstitial（cornual）ectopic［J］. Radiology，1993，189（1）：83-87.

［16］ Carusi D. Pregnancy of unknown location：evaluation and management［J］. Semin Perinatol，2019，43（2）：95-100.

［17］ 谢忱忱，董虹美，冉素真 . 经阴道三维超声自由解剖成像技术在特殊部位异位妊娠诊断中的应用［J］. 中华医学超声杂志（电子版），2019，16（6）：445-450.

［18］ Maralani P J，Kapadia A，Liu G，et al. Canadian association of radiologists recommendations for the safe use of MRI during pregnancy［J］. Can Assoc Radiol J，2022，73（1）：56-67.

［19］ Li T C，Tristram A，Hill A S，et al. A review of 254 ectopic pregnancies in a teaching hospital in the Trent Region，1977-1990［J］. Hum Reprod，1991，6（7）：1002-1007.

［20］ Atri M，Leduc C，Gillett P，et al. Role of endovaginal sonography in the diagnosis and management of ectopic pregnancy［J］. Radiographics，1996，16（4）：755-775.

［21］ 中华医学会计划生育学分会 . 宫角妊娠诊治专家共识［J］. 中国实用妇科与产科杂志，2020，36（4）：329-332.

［22］ 彭超，周应芳 . 输卵管间质部妊娠高危因素及诊治进展［J］. 中国实用妇科与产科杂志，2017，33（9）：885-888.

［23］ Jeon J H，Hwang Y I，Shin I H，et al. The risk factors and pregnancy outcomes of 48 cases of heterotopic pregnancy from a single center［J］. J Korean Med Sci，2016，31（7）：1094-1099.

［24］ Elson C J，Salim R，Pocdar N，et al. Diagnosis and management of ectopic pregnancy［J］. BJOG，2016，123（13）：e15-e55.

［25］ 中国优生科学协会生殖道疾病诊治分会，中国优生科学协会肿瘤生殖学分会，薛凤霞，等 . 复合妊娠诊治中国专家共识（2022 年版）［J］. 中国实用妇科与产科杂志，2022，38（12）：1207-1214.

［26］ Oyawoye S，Chander B，Pavlovic B，et al. Heterotopic pregnancy：successful management with aspiration of cornual/interstitial gestational sac and instillation of small dose of methotrexate［J］. Fetal Diagn Ther，2003，18（1）：1-4.

［27］ 邓姗，陈蓉，王瑾晖，等 . IVF-ET 后输卵管间质部合并宫内活胎妊娠诊治结局：

2 例报告并文献复习［J］．生殖医学杂志，2016，25（11）：983-986.

［28］ Wang Y, Ma C H, Qiao J, et al. Efficacy of local aspiration in the conservative treatment of live interstitial pregnancy coexisting with live intrauterine pregnancy after in vitro fertilization and embryo transfer［J］. Chin Med J（Engl），2012, 125（7）：1345-1348.

［29］ Li J B, Kong L Z, Yang J B, et al. Management of heterotopic pregnancy: experience from 1 tertiary medical center［J］. BMC Med, 2016, 95（5）: e2570.

（杨　霞）

第五章　宫内合并宫颈妊娠

第一节　宫内合并宫颈妊娠的诊治

一、概述

宫颈妊娠（cervical pregnancy）是指受精卵种植在宫颈内口以下的颈管黏膜内的异位妊娠，属于罕见的特殊部位异位妊娠，大约 9000 次妊娠中可能发生 1 例，在所有异位妊娠中，宫颈妊娠所占比例 <1%[1]。虽然宫颈妊娠发生率低，但往往由于阴道大出血不能控制，需行子宫切除，使得患者丧失生育力，严重时危及生命。近年来，随着辅助生殖技术的广泛应用，宫颈妊娠的发生率有上升趋势，还有罕见的宫内合并宫颈妊娠（heterotopic cervical pregnancy，HCP）的发生。

二、发病机制

宫颈妊娠的病因目前尚不明确，多数学者认为主要与以下因素有关：①人工流产、剖宫产、引产或放置宫内节育器等宫腔操作均可导致子宫内膜病变、缺损、瘢痕及宫腔粘连形成，可干扰受精卵在宫腔正常位置的着床，而种植于宫颈管黏膜。Kung 等[2] 研究表明，宫颈妊娠者中 21% 有剖宫产史，8% 发生在行辅助生殖的患者中，其原因可能与子宫内膜损伤、宫腔环境异常、宫颈创伤有关。②受精卵运行过快或发育迟缓，子宫内膜成熟延迟、子宫内膜纤毛运动亢进或子宫平滑肌异常收缩，均可使受精卵下降至宫颈管黏膜着床并发育。③辅助生殖技术的广泛应用。文献报道，与囊胚相比，卵裂期胚胎游走能力更强，与子宫内膜发育不同步，导致卵裂期胚胎移植较囊胚移植的异位妊娠发生率更高[3]。而囊胚相对卵裂胚,其与子宫内膜的种植窗是同步化的,更利于着床,而且囊胚体积大于卵裂胚,大大降低了胚胎游走到其他地方的概率[4]。④宫腔形态改变,如子宫发育不良、畸形、子宫肌瘤、腺肌瘤致宫腔形态改变,干扰受精卵在正常宫腔的着床。⑤其他可能的原因,如高龄、多次生产史导致的宫颈内口机能不全等,也可能导致胚胎着床于宫颈管,另外也有研究[5]认为胚胎染色体异常也是异位妊娠的病因之一。

宫内合并宫颈妊娠属于罕见类型的复合妊娠,临床上有关宫内合并宫颈妊娠的报道大多与辅助生殖和促排治疗有关。辅助生殖助孕技术的广泛使用增加了某些罕见且可能危及生命的异位妊娠的发生率,在辅助生殖中,异位妊娠的发生率在1%,由辅助生殖技术引起的宫颈妊娠为1/2500~1/18000[6]。有文献回顾了39例宫内合并宫颈妊娠,4例为自然妊娠,5例为促排后妊娠,30例为辅助生殖生育助孕[6]。促排和辅助生殖助孕后发生宫内合并宫颈妊娠的重要因素[7]包括多胚胎种植,以及辅助生育过程中宫颈管的操作等。

三、病理学改变

宫颈的组织学特征如下:①宫颈本身的厚度及宫颈管的生理性腔隙大于输卵管而小于子宫体,因此可允许宫颈妊娠在一定时间内的正常发育。②宫颈黏膜为单层柱状上皮,缺乏子宫内膜丰富的黏膜下层。宫颈妊娠发生时黏膜无蜕膜化,也无黏膜下层的保护,胚胎的滋养层组织直接浸润宫颈的结缔组织。③宫颈黏膜下结缔组织以纤维结缔组织为主,平滑肌含量不足15%。宫颈妊娠流产后,无平滑肌收缩引起明显的痉挛性宫缩,开放的血窦也因缺乏子宫体强有力的平滑肌收缩而引起压迫止血,从而出现不易控制的出血,宫缩剂使用无明显效果。④宫颈和宫体的血液供应均来自子宫峡部水平的子宫动脉主干,这是宫颈妊娠在一定时间能正常发育,且流产后出血迅猛的另一因素。

根据其病理改变,宫颈妊娠的定义包括病理概念和临床概念两种[8]。宫颈妊娠的定义和病理诊断标准在1911年Rubin发表的第一篇关于宫颈妊娠中有详细描述[9]。这是一例晚期(孕4~5个月)宫颈妊娠并发子宫破裂和严重腹腔内出血的病例,进行了子宫切除,子宫组织学检查确定了宫颈妊娠的病理标准:①胎盘种植处存在宫颈腺体;②胎盘与宫颈应紧密接触;③全部或部分的胎盘组织必须位于子宫血管进入子宫水平以下，或在子宫前后的反折腹膜水平以下；④宫腔空虚，无妊娠物。但宫颈妊娠的病理概念仅用于全子宫切除术的患者，故其临床应用价值有限。

宫颈妊娠的临床概念为：①停经后有阴道流血而无痉挛性腹痛；②宫颈软、不成比例增大，其体积大于或等于宫体的体积；③妊娠产物完全局限于并牢固附着于宫颈管内；④宫颈管内口关闭，外口部分扩张。临床概念的提出，为保守治疗的宫颈妊娠诊断提供了理论依据。

四、临床表现

宫颈妊娠的临床表现最常见的症状为孕早期出现阴道流血而无痉挛性腹痛。由于宫颈管狭窄，且宫颈黏膜薄弱，流产时不能刺激宫缩，常表现为无痛性出血。但有时也可因宫颈迅速扩张伴轻微的下腹坠痛。宫颈妊娠的出血多而且凶猛，因绒毛不仅侵入宫颈黏膜，且侵入肌层而引起出血。开始为少量，以后渐增多，为间歇性或持续性出血。因宫颈仅含少量肌纤维组织，收缩力差，对宫缩剂无效果，常发生难以控制的大出血。宫颈妊娠的出血时间早，可在孕5周左右，一般在孕7~8周出血占多数。在辅助生殖助孕后的宫内合并宫颈妊娠患者中，部分可无阴道流血等临床症状，仅为在胚胎移植术后常规的彩超检查中发现宫内合并宫颈妊娠。

需要注意的是，在辅助生殖助孕患者中，特别是放胚2枚，患者有阴道流血的临床症状，而超声发现宫腔和宫颈有孕囊同时存在时，一定要注意鉴别是宫内双胎妊娠流产引起的阴道流血，还是宫内合并宫颈妊娠引发的阴道流血。宫颈妊娠流产时，孕囊种植在宫颈肌层，流产时因不能迅速排出妊娠组织，且血窦持续开放容易导致难以控制的大出血。若发现阴道流血量大、迅猛，不能用常规的双胎流产来解释时，一定要警惕并考虑到宫内合并宫颈妊娠的可能性，避免误诊按双胎流产进行处理。

宫颈妊娠行妇科检查时宫颈形状改变，开始时子宫颈正常大或稍大，而在短期内显著变软变紫蓝色，宫口扩张，若合并宫内妊娠，子宫体则随之增大，随着宫颈妊娠的继续，子宫颈充血、变软，有面团感。部分宫颈或宫颈管内可见胎盘组织，似难免流产，其区别是胚胎组织与宫颈紧密相连，阴道内常有黏稠暗红色分泌物，混有血液。胚胎组织虽堵在宫颈管内，但进一步检查可发现宫颈内口仍闭合。但需注意的是，宫颈妊娠在妇科检查时，需轻柔，避免触碰妊娠组织而诱发大出血。

五、诊断及鉴别诊断

（一）诊断

既往宫颈妊娠的术前诊断率极低，几乎所有患者都被误诊为不全流产（incomplete abortion），在行刮宫术时引起致命的大出血，迫不得已而行全子宫切除术。在超声广泛应用前（1968—1978 年），Nelson[10] 报道了 38 例宫颈妊娠病例，只有 7 例（18%）得到正确诊断，50% 的患者术前诊断为先兆流产、不全流产或稽留流产。1978—1994 年，治疗前对宫颈妊娠的正确诊断率有所提高[11]。毫无疑问，超声和磁共振成像的发展，使得对宫颈妊娠的诊断更加准确。据国内文献报道[12]，现超声对宫颈妊娠的诊断率可达 90% 以上。随着宫颈妊娠早诊断率的明显提高，宫颈妊娠的病死率由过去的 40%~50% 降至现在的 0~6%[13]。宫内合并宫颈妊娠的患者中，由于宫颈妊娠在孕早期可出现阴道流血，部分患者因阴道流血就诊而诊断，此外，部分辅助生殖助孕患者，可能无特异症状，在常规的超声随诊发现而诊断。

宫内合并宫颈妊娠的诊断，则是在宫腔内发现孕囊，同时在宫颈也探及孕囊着床。宫内妊娠的超声诊断并不困难，主要是对宫颈妊娠的识别。1978 年，Raskin[14] 首次报道了超声诊断宫颈妊娠，自 1990 年来[11]，几乎所有文献报道的病例都使用了超声检查。超声检查目前是最常用且安全可靠的宫颈妊娠诊断方法，阴道超声检查结果较腹部超声更为准确可靠。超声诊断宫内合并宫颈妊娠的超声声像图特点如下[12]：①宫腔可探及正常妊娠囊；②宫颈膨大，内可见妊娠囊或混合回声包块，有时可见胎芽及胎儿心血管搏动；③宫颈内口紧闭，膨大的宫颈管与子宫体相连使子宫呈葫芦状；④有时可见绒毛侵入宫颈组织，由于绒毛深入宫颈管肌壁，使局部回声呈蜂窝状，彩色多普勒超声探查显示较丰富的血流信号。彩色多普勒超声通过监测病灶内部及周边血流信号及阻力指数变化，对判断绒毛植入程度及评估保守治疗效果有一定帮助。

（二）鉴别诊断

由于宫颈肌肉组织少而纤维组织多，收缩力差，所以当宫颈妊娠被误诊为不全流产而行清宫术时，被破坏的血管不能有效闭合，且宫颈对宫缩剂无效，可能发生严重的阴道流血，甚至子宫切除。因此，超声检查如果发现了宫颈处的妊娠囊，则需要鉴别是宫颈妊娠还是宫腔内妊娠流产而掉落于宫颈口的妊娠囊，鉴别要点主要是[15]：①宫内孕流产一般无胎心搏动，而宫颈妊娠中可探及胎心搏动；②宫颈妊娠患者的子宫外观呈"沙漏征"，而难免流产多以球形状表现；③宫颈妊娠患者宫颈内口处于闭合状态，难免流产者则呈开放状态；④多次扫查时，可见宫颈妊娠的妊娠囊形状较圆，与正常妊娠基本无差异，而难免流产明显变形，且张力性不足。除此之外，在彩色多普勒超声探查下，往往可见宫颈妊娠的绒毛种植处有明显的彩色血流信号，而难免流产者一般无这种表现。

除了和难免流产鉴别外，宫颈妊娠需要与子宫峡部妊娠相鉴别，二者的超声声像图区别为[12]：子宫峡部妊娠者子宫峡部增大，其内的包块凸向膀胱或浆膜，膀胱与妊娠囊间肌层菲薄，宫颈内口多开大。彩色多普勒血流显像可见包块与子宫前壁峡部间有较丰富的环状或半环状血流信号相通。

对彩超难以辨别的异位妊娠，MRI 有很好的诊断效果，评估包括病变的大小和位置、信号强度、增强模式等，对于病灶位置、组织成分及子宫腔内情况更为明确，尤其是与宫颈峡部妊娠鉴别。其特点为 T2 加权像上显示不均质增强信号，T1 加权像上显示内部不规则的高强度信号，边缘呈低强度信号、不规则增强。这种磁共振提示宫颈管腔内存在血运丰富团块，内部可见乳头状增强，伴子宫旁血运增加是宫颈妊娠 MRI 典型表现[16]。但是合并宫内妊娠，要考虑 MRI 检查对早期胚胎发育的安全性影响，应根据病情及权衡利弊后决定是否采用。

单独宫颈妊娠患者血绒毛膜促性腺激素的水平高低不一，与孕龄及胚胎是否存活有关。宫内合并宫颈妊娠中，血 HCG 测定的诊断价值不大。但对单纯的宫颈妊娠，可借助血 HCG 的下降情况辅助评判治疗效果。

六、治疗

宫颈妊娠是异位妊娠中的一种严重类型。宫颈妊娠的治疗和预后取决于以下临床因素[11]：①是否有失血导致的血流动力学不稳定和实际出血量；②宫颈妊娠的活性；③胎龄（仅适用于存活的宫颈妊娠）；④孕囊的着床部位：近端（宫颈至峡部）和侧端植入由于靠近子宫血管而更易产生不良后果；⑤滋养层浸润深度和初始的血 HCG 水平。

宫颈妊娠的治疗挑战是预防出血。一般来讲，宫颈妊娠的出血都是外出血，因此大都可以准确估计失血量。既往子宫切除是控制宫颈妊娠出血的常用方法，1960—1980 年间宫颈妊娠患者子宫切除率高达 49%~68%[11]，随着对疾病认识的深入及诊治水平的提高，保留年轻女性的生育功能成为可能。

而在宫内合并宫颈妊娠患者中，因宫内妊娠来之不易，患者不仅仅要保留生育功能，对宫内妊娠也有很高的期望值。因临床案例较少，现尚无标准的统一治疗方案。因此，宫颈妊娠的临床治疗方案是个体化治疗，不同的治疗方法都有其优点和局限性，临床治疗中需要根据患者的妊娠周数、出血程度及生育状况等因素拟定个体化的治疗方案。

总的来说，各种保守性治疗方法的联合现已使用成为宫颈妊娠的主要治疗手段，其治疗目的是减少出血及保留子宫。

（一）不保留宫内妊娠的宫内合并宫颈妊娠治疗

若不保留宫内妊娠，治疗相对较保留宫内妊娠更容易，方案同单纯的宫颈妊娠。

1.药物保守治疗。有文献报道[17]，用于宫颈妊娠治疗的药物有甲氨蝶呤、氯化钾、过氧化氢、前列腺素、米非司酮等。其中，甲氨蝶呤的临床应用最为广泛。宫颈妊娠属于异位妊娠的范畴，因此，治疗异位妊娠的药物可应用于宫颈妊娠患者。甲氨蝶呤是一种抗代谢抗肿瘤药物，通过特异性干扰核酸生物合成，阻止细胞的分裂繁殖，能够抑制滋养细胞增生，是治疗异位妊娠的首选药物，可以全身或局部用药。甲氨蝶呤的使用，临床上可单独使用，也可与其他保守性方法联合使用。药物局部注射，除甲氨蝶呤外，氯化钾的报道也较多。在阴道超声引导下局部注射氯化钾，与全身甲氨蝶呤联合使用，治疗成功率达

90%[17]。此外，Junior 等[18]采用超声引导下局部注射甲氨蝶呤和氯化钾对 8 例伴有胎心的宫颈妊娠患者进行保守治疗，结果均获得成功，患者 HCG 水平变为阴性的时间间隔为 2~12 周，超声检查宫颈妊娠消退的时间为 3~14 周。

然而，需注意的是，局部治疗可能会因抽吸过程中，孕囊塌陷出现大量出血等并发症风险，而全身甲氨蝶呤治疗的副作用包括骨髓抑制、口腔炎、厌食、恶心和腹泻等。单独药物治疗杀胚，虽有获得成功的案例，但药物保守治疗等待胚胎自然排出的治疗周期长，可能合并阴道大出血、胚胎排出障碍等情况[19]。连成瑛等[20]报道 12 例宫颈妊娠在使用甲氨蝶呤杀胚后拟行清宫术，有 3 例妊娠物自行排出，其中有 1 例妊娠物排出时阴道流量达 900 mL。因此，药物治疗的一个问题是无法预测是否会出现异位妊娠病灶脱落后发生的宫颈大出血。目前的文献综述显示，49% 的宫颈妊娠需要额外的手术来根除异位妊娠病灶[17]。对于不合并宫内妊娠的单独宫颈妊娠，甲氨蝶呤全身用药失败的高危因素有血 HCG 高于 10000 U/L，超声可见胎心搏动，孕周 >9 周，胎芽长 > 1 cm[19]。因此，对药物保守治疗，选择合适的病例很重要，而且治疗过程中仍有大出血的风险，需在备有紧急开腹或动脉栓塞的条件下进行，但若治疗成功，则治疗费用较低，但住院时间较长。

对单纯的宫颈妊娠，药物保守治疗是治疗方案之一。因合并有宫内妊娠，在宫颈妊娠杀胚的同时，也需去除宫内妊娠组织，考虑到妊娠组织吸收慢、脱落出血风险等，治疗应权衡是否单纯药物治疗，等待组织自然吸收脱落，还是将药物治疗作为清除妊娠组织的前期处理。

2. 清宫术。直接清宫面临着手术出血多的风险。单独清宫术可能导致 40% 患者行子宫切除术[17]。国内学者连成瑛等[20]报道宫颈妊娠患者直接行清宫术 9 例，其中 7 例手术出血 >200 mL，2 例子宫切除；汤萍萍等[21]报道的 8 例行直接刮宫术的患者中，其中 3 例手术出血 1000~1200 mL，给予输血治疗。直接刮宫手术面临的治疗风险除手术出血外，还有由于宫颈黏膜不能很好蜕膜化，绒毛易植入宫颈间质，导致清宫不全概率增加。因此，临床上在行清宫术前后，采取多种方法联合使用，如在清宫术前辅助甲氨蝶呤杀胚，配合动脉栓塞的使用，局部球囊压迫，宫颈缝扎或髂内血管结扎等。

多年来，宫颈或阴道填塞一直是控制术后出血的传统方法。宫颈妊娠中采用清宫＋局部球囊压迫是一种传统而又简单易行的手术方式，Donald 等[22]采用宫颈管球囊填塞及吸刮术治疗 13 例早期宫颈妊娠，所有患者治疗时间在 15 分钟内，没有发生术中或术后大出血。为了防止球囊脱落，也可以行宫颈缝扎。在用球囊压迫止血时，需注意的是在取球囊时可能出现复发性出血，还有就是球囊压迫所增加的感染风险，另外，在宫颈壁极度薄弱的情况下使用球囊导管是危险的，因为有可能导致宫颈破裂[11]。

甲氨蝶呤联合清宫术也是宫颈妊娠治疗的方案之一。甲氨蝶呤杀胚联合清宫手术去除妊娠病灶的应用，其成功率临床报道不一，为 50%~100%[20-21,23]不等，可能与病例较少以及采用此治疗方案的病例之间的差异性有关。

3. 子宫动脉栓塞化疗（uterine arterial embolization chemotherapy，UAEC）或子宫动脉栓塞。子宫动脉栓塞作为一种放射介入性手术，最开始被应用于妇科肿瘤或其他妇科疾病的治疗，近年来，也作为一种保守方法应用于高危特殊异位妊娠。Lobel 等[24]在 1990 年首次报道了 2 例宫颈妊娠病例，在终止妊娠前，使用血管造影技术成功栓塞子宫动脉，出血量很少，不需要子宫切除，保留了患者的生育功能。子宫动脉栓塞化疗通过子宫动脉将甲氨蝶呤注射到妊娠物周围血管内，随后闭塞子宫动脉阻碍血液流向妊娠物局部，从而使低剂量的甲氨蝶呤产生局部高效药物浓度，导致比全身用药更高效的杀胚及更小的全身毒副作用，并且超选择性的阻塞子宫动脉后，造成短时间内子宫内膜血流明显减少，因正常的子宫平滑肌对缺血缺氧耐受性好，而胚胎及其附属物对缺血缺氧耐受性差，造成胚胎死亡及绒毛活性降低。此外，尽管子宫动脉栓塞可以阻塞病变局部血流，但是随着侧支循环的逐步重建，仍有大出血的风险，因此高危清宫术仍是子宫动脉栓塞后必不可少的后续治疗，并且高危清宫术与子宫动脉栓塞之间的间隔不应太长。研究表明侧支循环的重建时间为栓塞后 3 天左右，而大约 2 周后栓塞剂开始逐渐溶解吸收，因此，有学者建议在栓塞后 24~72 小时清宫[25]。但也有研究显示，在子宫瘢痕妊娠栓塞后 1~2 天、3~4 天、5~7 天清宫，临床疗效无明显差异[26]。临床报道中的子宫动脉栓塞联合清宫治疗，大都取得较好的疗效，龙德来等[25]报道的采用子宫动脉栓塞联合清宫治疗 14 例宫颈妊娠患者，均未出现严重的不良反应和并发症，都不需要重复性子宫动脉栓塞或子宫切除。汤萍萍等[21]报道的 14 例子宫动脉栓塞后清宫的患者也均取得成功，其中有 3 例在保守治疗中发生大出血的患者，在采用子宫动脉栓塞后也达到了迅速止血的目的。因此，子宫动脉栓塞作为阴道大出血的急诊止血方案也十分有效。与甲氨蝶呤＋刮宫组治疗相比，子宫动脉栓塞后刮宫患者术中出血少、安全性高，住院周期明显更低。秦海霞等[27]报道子宫动脉栓塞化疗后行刮宫术，治疗成功率为 100%，出血量不多，血 HCG 下降至正常的时间明显短于甲氨蝶呤保守治疗后刮宫组，住院天数短于甲氨蝶呤＋刮宫组，住院费用两组差异无统计学意义。然而，子宫动脉栓塞在未来妊娠中可能出现的生育能力受损、卵巢储备丧失和产科并发症等也是在采取该治疗方案时需考虑的问题。

4.宫腔镜手术。考虑直接清宫大出血的风险，学者们在探究宫颈妊娠保留生育功能的治疗上，都是围绕清宫术前，采用各种方法减少绒毛活性或宫颈局部血供，以减少直接行清宫术带来的出血风险。随着宫腹腔镜技术的发展，使宫颈妊娠患者保留生育功能成为可能。Kung 等[28]采用腹腔镜下辅助子宫动脉结扎阻断子宫血供，然后宫腔镜下局部宫颈妊娠物切除，治疗了 6 例宫颈妊娠患者，所有患者治疗均成功，无须辅助治疗，平均手术时间 119 分钟，平均失血量 125 mL，治疗后平均 63 天恢复月经。宫腔镜下手术切除宫颈妊娠组织有以下优点：宫腔镜直视下可明确妊娠组织着床部位，直视下可较完整地将妊娠组织切净，对出血部位可直视下电凝止血，治疗较完全、彻底，不必长期观察。但尽管宫腔镜的诊治有其明显的优越性，但并不适用于所有的宫颈妊娠，如过大的妊娠囊可能伴有宫颈的明显胀大、扭曲，这样的妊娠具有较丰富的血供，宫腔镜的治疗及操作过程易导致危及生命的大出血。因此，治疗的病例选择也很重要。

（二）保留宫内妊娠的宫内合并宫颈妊娠治疗

宫颈妊娠本属于高危异位妊娠，若宫内合并宫颈妊娠若要保留宫内妊娠，其处理较单纯宫颈妊娠更为棘手，目前，保守性手术尚处于尝试阶段，临床报道也以个案为主。其处理方法总结有两大类，一是保守性治疗，宫颈妊娠局部穿刺或药物减胎；二是采取各种手术方式清除宫颈妊娠物。

1.局部穿刺或药物注射。在需保留宫内妊娠的复合妊娠减胎的药物使用中，主要有高渗葡萄糖注射液和氯化钾。2000 年，Carreno 等[29]尝试在 B 超引导下对宫颈管内的胚胎局部穿刺及氯化钾注射，成功处理 1 例宫内合并宫颈妊娠患者，宫腔内妊娠达 36 周时成功分娩。Majumdar 等[30]对一例体外受精后的宫内合并宫颈妊娠患者，也采用相似的治疗方法对宫颈妊娠减胎，在 31 周时宫内妊娠因胎儿舒张末期脐血改变行剖宫产，获得一活婴。但药物保守治疗，因残留异位妊娠病灶并未去除，剩余的绒毛组织持续存在，并侵蚀周边组织，而导致在妊娠期仍有出血风险，且一旦大出血发生，对孕妇产生的影响可能是巨大的。Gyamfi 等[31]采用氯化钾对 1 例宫内合并宫颈妊娠患者行宫颈妊娠减胎，尽管宫颈妊娠孕囊内容物消失，但绒毛组织的大小和血管分布都增加了，患者在整个孕期都有间断阴道流血，在孕 31 周时，残留的宫颈绒毛组织导致了急性出血，行急诊剖宫产 + 子宫切除术。因此在宫内合并宫颈妊娠治疗中，采用保守性穿刺或药物减胎保守治疗，需与患者充分沟通利弊，一定要考虑到残留组织导致出血风险，及医疗机构应有处理大出血的经验及预案。

2. 宫颈妊娠的手术切除。采取各种手术方式清除宫颈妊娠组织，因妊娠病灶已经去除，在孕期没有绒毛继续侵蚀出血风险，但因手术去除宫颈妊娠病灶，同时又要保留宫内妊娠，手术方式的选择、手术技巧及是否有急性出血的预案都非常重要，而且手术过程中，存在影响宫内胚胎而导致流产风险。现国内外文献报道主要有宫颈妊娠物钳夹 / 清宫 + 球囊压迫，以及宫腔镜下手术切除病灶，均取得较好的结局。国内学者杨艳等[32]报道了 7 例宫内合并宫颈妊娠患者，采取了不同的治疗方案，1 例采取了彩超监测下宫颈妊娠囊穿刺局部氯化钾注射，但术后 10 天宫内妊娠胎心消失；3 例患者行期待疗法，阴道出血时间较长，虽然及时应用抗生素预防感染，术后仅 1 例成功分娩，2 例在孕中期胎膜早破流产；3 例患者一经诊断立即行 B 超引导下宫颈妊娠病灶清除术，所有 3 例患者宫内妊娠均存留，妊娠已超过 32 周。提示宫内合并宫颈妊娠患者应在发现后积极处理，尽量缩短阴道出血时间，而且妊娠物病灶去除后，减少孕期反复出血风险，妊娠结局良好。国外学者 Faschingbauer 等[33]在对宫颈妊娠采用超声引导下刮除结合宫颈环扎，宫内妊娠保留，孕 39 周足月分娩一健康新生儿。Vasiliki 等[6]也报道 1 例在接受枸橼酸克罗米芬促排和宫内受精后受孕的宫内合并宫颈妊娠，采用卵圆钳夹出宫颈妊娠组织，并在超声引导下放置宫颈 Foley 球囊和宫颈环扎术，手术估计失血约 150 mL，48 小时后取出 Foley 球囊和环扎线。为防止术中出血，术前备介入栓塞。宫内妊娠继续，孕 39 周足月剖宫产一男婴。除了采取钳夹或清宫的方式去除宫颈妊娠组织外，也有学者使用宫腔镜手术方式治疗宫内合并宫颈妊娠。Wang 等[34] 报道了采用超声引导下宫腔镜手术切除宫颈妊娠，成功保留了宫内妊娠，术后 1 个月随访宫内妊娠正常。除了这些成功的案例，也有失败案例的报道，Porpora 等[35] 在对 1 例宫内合并宫颈妊娠采用超声引导下宫颈妊娠抽吸，在术后 1 天宫内妊娠流产。因此孕期的手术，对手术技巧、出血的控制、发生出血后的应急处理，以及术后宫内妊娠的保胎治疗均有较高的挑战。

宫内合并宫颈妊娠的案例较少，不同的妊娠结局也可能与病例的选择有关。但因其是罕见且凶险的疾病，要充分评估，选择个体化的治疗方案，治疗原则是预防大量失血和保护子宫，保障妇女生命健康和生育能力。

第二节　宫内合并宫颈妊娠临床病例

患者，女，31 岁，既往 G6P0，既往行早期人工流产 4 次，妊娠中期引产 2 次（引产困难，行清宫术），2017 年因不孕外院行宫腹腔镜手术，既往因宫腔粘连共行 4 次宫腔镜手术。于 2020 年 11 月在生殖中心行冷冻卵裂期胚胎移植 2 枚，移植术后 14 天，测血 HCG 为 950.8 IU/L。

移植术后第 17 天因阴道不规则出血就诊。妇科检查提示：阴道可见少量陈旧性血迹，未见活动性出血。B 超检查提示：宫腔内可见 0.7 cm × 0.5 cm 的无回声区。予加强黄体支持，并嘱严密观察。

移植术后第 26 天，患者复查阴道彩超提示：宫腔内见孕囊，宫颈内口处见孕囊样回声，超声怀疑宫内合并宫颈妊娠，嘱次日复查。

移植术后第 27 天，患者再次复查阴道彩超（图 5-1）提示：宫腔内见大小约 1.7 cm × 1.5 cm × 1.0 cm 孕囊样回声，其内见卵黄囊样回声及点状胚芽样回声，可见原始心管搏动，宫颈内口处见大小约 1.6 cm × 1.0 cm × 0.6 cm 孕囊样回声，超声提示宫内早孕，宫颈处孕囊样回声，宫颈妊娠可能。与患者沟通病情及治疗方案，患者因既往有宫腔粘连病史，此次辅助生育助孕来之不易，患者坚持不愿放弃宫内妊娠。讨论病情后，拟行减胎术，术前告知宫内合并宫颈妊娠保守性治疗（减胎术）因异位妊娠病灶未完全去除的孕期相关风险，患者知晓病情及相关治疗风险，仍要求保留宫内妊娠行减胎术，于当天行超声引导下负压吸引减胎（减胎后超声见图 5-2）。术后有少许阴道流血，予孕激素保胎支持治疗，同时予头孢美唑 1.0 g 静脉滴注，每 8 小时 1 次，预防感染治疗。

第一次减胎术后第 4 天再次复查彩超提示：宫腔内见大小约 3.0 cm × 2.3 cm × 1.6 cm 孕囊样回声，其内见卵黄囊样回声及长约 0.48 cm 胚芽样回声，可见原始心管搏动，宫颈内口处见大小约 1.3 cm × 1.1 cm × 0.4 cm 孕囊样回声，其内未见确切卵黄囊样回声，可见长约 0.46 cm 胚芽样回声，可见微弱原始心管搏动。再次与患者沟通病情，并讨论治疗方案，拟定 3 天后（第一次减胎术后第 7 天）在持续硬膜外麻醉下行第二次超声引导下减胎术（第二次减胎术前超声见图 5-3）。

第二次减胎术后第 6 天，复查彩超（图 5-4）提示：宫腔内见大小约 4.5 cm × 3.1 cm × 3.0 cm 孕囊样回声，其内见卵黄囊样回声及长约 1.52 cm 胚芽样回声，可见原始心管搏动，宫颈管内见大小约 3.0 cm × 1.3 cm 不均质稍高回声，内见范围约 1.7 cm × 0.3 cm 欠规则无回声区。超声提示宫颈管妊娠未见胎心活动，抽吸物病检提示：见胎盘绒毛组织。术后患者有间断阴道少许流血，予孕激素保胎治疗。

第二次减胎术后第 18 天复诊超声（图 5-5）提示：宫颈妊娠物变化不大。

第二次减胎术后第 27 天复查彩超（图 5-6）提示：宫腔内见大小约 6.3 cm × 4.9 cm × 3.8 cm 孕囊样回声，其内见一胎儿声像图，其头臀长约 4.0 cm，可见胎心及胎动，孕囊旁见少许不规则无回声区。宫颈管内见大小约 3.2 cm × 2.0 cm 异常回声，内见范围约 1.8 cm × 1.0 cm 无回声区，形态欠规则。超声随访宫颈妊娠减胎处残留组织无继续增大。

患者后期转入某三甲医院产检及监护。孕 24 周因宫颈管缩短行宫颈环扎，孕 29 周早产剖宫产，新生儿住院 40 天，体健。

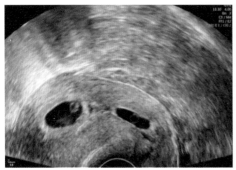

图 5-1　第一次减胎术前超声图像

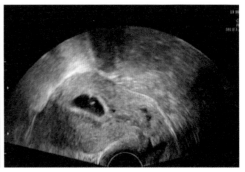

图 5-2　第一次减胎术后超声图像

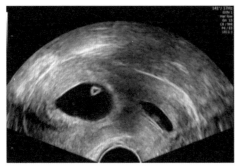

图 5-3　第二次减胎术前超声图像

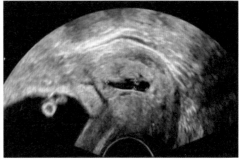

图 5-4　第二次减胎术后第 6 天超声图像

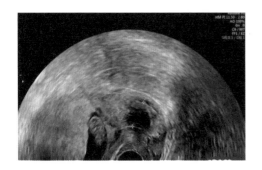

图 5-5　第二次减胎术后第 18 天超声图像

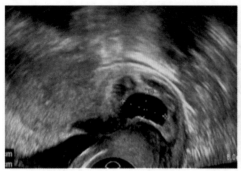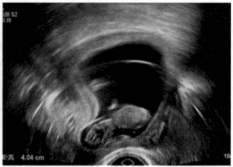

图 5-6　第二次减胎术后第 27 天超声图像

参考文献

[1] Vela G, Tulandi T. Cervical pregnancy: the importance of early diagnosis and treatment [J]. J Minim Invasive Gynecol, 2007, 14（4）: 481-484.

[2] Kung F T, Chang S Y. Efficacy of methotrexate treatment in viable and nonviable cervical pregnancies [J]. Am J Obstet Gynecol, 1999, 181（6）: 1438-1444.

[3] Du T, Chen H, Fu R, et al. Comparison of ectopic pregnancy risk among transfers of embryos vitrified on day 3, day 5, and day 6 [J]. Fertil Steril, 2017, 108（1）: 108-116.

[4] Li Z, Sullivan E A, Chapman M, et al. Risk of ectopic pregnancy lowest with transfer of single frozen blastocyst [J]. Hum Reprod, 2015, 30（9）: 2048-2054.

[5] Karikoski R, Aine R, Heinonen P K. Abnormal embryogenesis in the etiology of ectopic pregnancy [J]. Gynecol Obstet Invest, 1993, 36: 158-162.

[6] Moragianni V A, Hamar B D, McArdle C, et al. Management of a cervical heterotopic pregnancy presenting with first-trimester bleeding: case report and review of the literature [J]. Fertil Steril, 2012, 98（1）: 89-94.

[7] 李辉谷, 丽萍, 刘菲菲, 等. 宫颈妊娠的诊治进展 [J]. 中国妇幼保健, 2013, 28（8）: 1361-1362.

[8] 齐凤丽, 李成博. 宫颈妊娠的早期诊断及治疗进展 [J]. 内蒙古医学杂志, 2012, 44（18）: 7-10.

[9] Rubin I C. Cervical pregnancy [J]. Surg Gynecol Obstet, 1911, 13: 625-633.

［10］ Nelson R M. Bilateral internal iliac artery ligation in cervical pregnancy：conservation of reproductive function ［J］. Am J Obstet Gynecol，1979，134：145-149.

［11］ Ushakov F B，Elchalal U，Aceman P J，et al . Cervical pregnancy：past and future ［J］. Obstet Gynecol Surv，1997，52（1）：45-59.

［12］ 王晓薇，宫丽华，王海宽 . 彩色多普勒超声对宫颈妊娠的诊断价值 ［J］. 实用妇产科杂志，2012，28（6）：493-494.

［13］ Mashiach S，Admon D，Oelsner G，et al. Cervical Shirodkar cerclage may be the treatment modality of choice for cervical pregnancy［J］. Hum Reprod，2002，17（2）：493-496.

［14］ Raskin M M. Diagnosis of cervical pregnancy by ultrasound：a case report ［J］. Am J Obstet Gynecol，1978，130：234-235.

［15］ 王卫平，王南 . 彩色多普勒超声对宫颈妊娠的诊断价值 ［J］. 实用妇科内分泌杂志，2016，3（14）：73-75.

［16］ Jung S E，Byun J Y，Lee J M，et al. Characteristic MR findings of cervical pregnancy ［J］. J Magn Reson Imaging，2001，13（6）：918-922.

［17］ Hosni M M，Herath R P，Mumtaz R. Diagnostic and therapeutic dilemmas of cervical ectopic pregnancy ［J］. Obstet Gynecol Surv，2014，69（5）：261-276.

［18］ Junior J E，Musiello R B，Araujo Junior E，et al. Conservative management of cervical pregnancy with embryonic heart activity by ultrasound-guided local injection：an eight case series ［J］. J Matern Fetal Neonatal Med，2014，27（13）：1378-1381.

［19］ Hung T H，Shau W Y，Hsieh T T，et al. Prognostic factors for an unsatisfactory primary methotrexate treatment of cervical pregnancy：a quantitative review ［J］. Hum Reprod，1998，13（9）：2636-2642.

［20］ 连成瑛，陈秀娟，黄小琛，等 . 宫颈妊娠的诊断与治疗 ［J］. 中国妇幼保健，2018，33（22）：5070-5073.

［21］ 汤萍萍，刘欣燕，陈娜，等 . 宫颈妊娠的诊断和治疗 ［J］. 中国医学科学院学报，2010，32（5）：497-500.

［22］ Fylstra D L. Cervical pregnancy：13 cases treated with suction curettage and balloon tamponade ［J］. Am J Obstet Gynecol，2014，210（6）：581.e1-e5.

［23］ 费曦艳，邓晓燕，梅泉 . 宫颈妊娠12例诊疗分析 ［J］. 中国妇幼保健，2015，

30（2）：202-204.

［24］ Lobel S M，Meyerovitz M F，Benson C C，et al. Preoperative angiographic uterine artery embolization in the management of cervical pregnancy［J］. Obstet Gynecol，1990，76：938-941.

［25］ 龙德来，魏振河，杨华 . 子宫动脉栓塞术应用于剖宫产瘢痕妊娠和宫颈妊娠的疗效与安全性［J］. 国际妇产科学杂志，2014，41（3）：307-310.

［26］ 梁致怡，杨华 . 剖宫产子宫瘢痕妊娠介入治疗后最佳清宫时间的临床观察［J］. 中国计划生育学杂志，2015，23（9）：611-614.

［27］ 秦海霞，任艳芳，杨君 . 32 例宫颈妊娠治疗的临床分析［J］. 中国妇幼保健，2012，27（26）：4053-4055.

［28］ Kung F T，Lin H，Hsu T Y，et al. Differential diagnosis of suspected cervical pregnancy and conservative treatment with the combination of laparoscopy-assisted uterine artery ligation and hysteroscopic endocervical resection［J］. Fertil Steril，2004，81（6）：1642-1629.

［29］ Carreno C A，King M，Johnson M P，et al. Treatment of heterotopic cervical and intrauterine pregnancy［J］. Fetal Diagn Ther，2000，15（1）：1-3.

［30］ Majumdar A，Gupta S M，Chawla D. Successful management of post-in-vitro fertilization cervical heterotropic pregnancy［J］. J Hum Reprod Sci，2009，2（1）：45-46.

［31］ Gyamfi C，Cohen S，Stone J L. Maternal complication of cervical heterotopic pregnancy after successful Potassium chloride fetal reduction［J］. Fertil Steril，2004，82（4）：940-943.

［32］ 杨艳，马彩虹，乔杰，等 . 宫颈妊娠及宫内孕合并宫颈妊娠的保守治疗［J］. 现代妇产科进展，2011，20（10）：792-794，798.

［33］ Faschingbauer F，Mueller A，Voigt F，et al. Treatment of heterotopic cervical pregnancies［J］. Fertil Steril，2011，95：1787.e9-e13.

［34］ Wang F，Pan Z W，Wang Y Q，et al. Hysteroscopic removal of a heterotopic cervical pregnancy to preserve a patient's intrauterine sac［J］. Fertil Steril，2023，120（5）：1079-1080.

［35］ Porpora M G，D'Elia C，Bellavia M，et al. Heterotopic cervical pregnancy：a case report［J］. Acta Obstet Gynecol Scand，2003，82：1058-1059.

（杨　霞）

第六章　宫内合并子宫瘢痕妊娠

第一节　宫内合并子宫瘢痕妊娠的诊治

一、概述

剖宫产术后子宫瘢痕妊娠（cesarean scar pregnancy，CSP），是受精卵着床植入于前次剖宫产切口纤维组织内的异位妊娠，是剖宫产的远期并发症之一。《剖宫产术后子宫瘢痕妊娠诊治专家共识（2016）》明确指出剖宫产术后子宫瘢痕妊娠属于异位妊娠，但 2020 年美国母胎医学会（Society for Maternal-Fetal Medicine，SMFM）指南中却指出剖宫产术后子宫瘢痕妊娠位于子宫腔内，与真正的异位妊娠不同，它可以获得活产[1]。此外，对瘢痕妊娠还有一个时限定义[2]，仅限于早孕期（≤ 12 周）；孕 12 周以后中孕期的剖宫产术后子宫瘢痕妊娠则诊断为"宫内中孕，剖宫产术后子宫瘢痕妊娠，胎盘植入，胎盘前置状态"，到了中晚孕期则为"胎盘植入及前置胎盘"，即形成所谓的"凶险性前置胎盘"。

1978 年 Larsen 等[3]首次报道了子宫瘢痕妊娠。其发生率为 1/2216~1/1800，占有剖宫产史妇女的 1.15%，占有前次剖宫产史妇女异位妊娠的 6.1%[4-5]。宫内合并子宫瘢痕妊娠（heterotopic cesarean scar pregnancy，HCSP）发生率更低，本章介绍的宫内合并子宫瘢痕妊娠，主要是针对孕 12 周内的早孕期子宫瘢痕妊娠。

二、发病机制

过去二十年间剖宫产的发病率增加了 1.5~2.5 倍[6]，世界范围内剖宫产术后子宫瘢痕妊娠的发病率也呈上升趋势[1]。目前，剖宫产术后子宫瘢痕妊娠的发病机制尚不清楚。大多数学者认为其与存在剖宫产瘢痕缺陷（cesarean scar defect，CSD）有关，瘢痕部位的子宫内膜及肌层存在微小缺失伴随纤维化及新生血管形成不良[7]，受精卵可由剖宫产切口的小裂隙植入到子宫肌层，并被子宫肌层及大量的纤维组织包裹。

尽管多次剖宫产可能会增加剖宫产瘢痕缺损的发生率，但剖宫产术后子宫瘢痕妊娠的发生率与剖宫产的次数之间的相关性尚不明确[8-9]。有研究显示[10]，多产和多产剖宫产手术患者明显更容易发生 Ⅱ／Ⅲ 型剖宫产术后子宫瘢痕妊娠。病理生理学可能是子宫峡部的愈合过程因反复手术而中断，再加上瘢痕组织中血管灌注和氧合不良，从而导致更大的剖宫产瘢痕缺陷。

钱志大[11]研究发现剖宫产术后子宫瘢痕妊娠的发生可能与剖宫产瘢痕局部子宫内膜容受性改变有关，且剖宫产术后子宫瘢痕妊娠患者瘢痕局部蜕膜组织子宫内膜容受性分子标志物——整合素 β3 和白血病抑制因子（leukemia inhibitory factor，LIF）的表达，相对于非剖宫产术后子宫瘢痕妊娠患者的瘢痕处蜕膜组织有明显上调，考虑瘢痕局部子宫内膜的容受状态更有利于胚胎着床。但也有其他学者认为，复发性瘢痕妊娠的发生率非常低，因此剖宫产术后子宫瘢痕妊娠的发生为随机事件，非瘢痕部位特殊亲和力使妊娠囊种植于此，且瘢痕的植入风险与子宫壁缺损的大小成正比。李琼等[12]探讨了酶表达与剖宫产术后子宫瘢痕妊娠和瘢痕愈合不良的内在联系，试图从分子生物学角度寻找其发生原因，发现子宫瘢痕愈合不良、剖宫产术后子宫瘢痕妊娠可能与损伤修复中基质金属蛋白酶9和基质金属蛋白酶组织抑制剂1、2的表达失衡有关。随着瘢痕愈合不良程度加重，基质金属蛋白酶9的表达逐渐增强，其生物学效应是破坏基底膜完整性，导致伤口内胶原降解加强和连接疏松，促进瘢痕纤维化和玻璃样变性，导致剖宫产瘢痕发生解剖缺陷形成薄弱区或微小窦道，再次妊娠时绒毛组织易侵入肌层而发生剖宫产术后子宫瘢痕妊娠和胎盘粘连、植入。宫腔镜下观察异常瘢痕组织外观为陷沟状缺损、楔状愈合缺陷、凸凹不平片状，高倍镜下观察胶原纤维明显增多，肌纤维相对减少，排列松散紊乱并发生透明变性。但是这类瘢痕预后的病因学推理，目前报道较少，还需要更多的证据支持。

有研究认为[13]，瘢痕妊娠的预后与瘢痕妊娠种植的部位相关，若胚胎种植在瘢痕缺陷也就是瘢痕憩室处，其病情更加严重，预后也更差。这不难理解，子宫瘢痕缺陷相对于愈合良好的剖宫产瘢痕更加薄弱，在妊娠期随着子宫的增大，薄弱区域发生破裂的风险也更大。该项研究还表明，平坦处瘢痕妊娠子宫切除率为 0，术中平均出血 700 mL，而在瘢痕缺陷也就是子宫憩室内发生瘢痕妊娠的子宫切除率高达 90.9%，术中平均出血量 1200 mL。曾有报道超声下观测到的瘢痕病灶面积与早孕孕期手术终止妊娠的出血量呈显著正相关，而与妊娠物植入深度无关，即子宫瘢痕憩室客观上增加了剖宫产瘢痕面积，一旦发生剖宫产术后子宫瘢痕妊娠，情形也更为严重。

随着辅助生殖技术的飞速发展，多胚胎的移植使临床发生宫内外复合妊娠的概率增大。自然妊娠时复合妊娠的发生率约为 1/30000，但在辅助生育助孕中其发生率可升至 1%[14]。宫内合并子宫瘢痕妊娠是一类特殊部位的复合妊娠，目前文献报道不多，部分与辅助生殖助孕有关。可能与多胚胎移植有关，一枚胚胎在宫内正常位置着床后，影响了另一胚胎在正常位置的着床，或是胚胎本身的游走性、移植操作对子宫的刺激以及子宫的收缩等导致胚胎着床位置发生改变等。宫内合并子宫瘢痕妊娠的具体病因还有待进一步探究。

三、分型

目前文献报道有不同的剖宫产子宫瘢痕妊娠分型方式，且尚无公认的最佳方式。这些分型方式，大多以超声检查为基础，结合患者临床特点和预后做出的分型，目的是指导治疗方式的选择和评价不同状态下瘢痕妊娠的疾病预后。

1. 2000 年 Vial 分型。2000 年 Vial 等[15] 依据瘢痕处受精卵种植的深浅，将剖宫产子宫瘢痕妊娠分为两种类型。Vial Ⅰ型（内生型）：受精卵位于剖宫产瘢痕靠近宫腔侧，向宫腔方向生长可发育为活胎，有胎盘植入和大出血的风险。Vial Ⅱ型：受精卵位于瘢痕处深肌层，向外生长，易在孕早期发生子宫破裂或大出血。Ⅱ型又可再次细分为Ⅱa、Ⅱb、Ⅱc 三种亚型。Ⅱa：病灶直径 ≤ 3 cm，子宫肌层厚度 ≥ 3 mm；Ⅱb：病灶直径 >3 cm，子宫肌层厚度 <3 mm；Ⅱc：包块型或者类滋养细胞型。

2. 2012 年向阳教授分型。2012 年，国内向阳教授[16]根据患者临床表现和超声特点，并结合自身临床经验，将剖宫产子宫瘢痕妊娠分为三型。Ⅰ型：瘢痕处宫腔内孕囊存活型。孕囊大部分位于剖宫产瘢痕上方的子宫下段宫腔内，可见胚胎及胎心搏动，绒毛下局部肌层薄，孕囊周围局部肌层血流信号丰富。Ⅱ型：瘢痕处肌层内孕囊型。孕囊生长于子宫前壁下段瘢痕处肌层，孕囊附着处肌层缺如或者变薄，常常胚胎结构模糊，孕囊周围局部肌层血流信号丰富。Ⅲ型：包块型或者类滋养细胞疾病型。主要表现为子宫前壁下段可见囊实性或实性混合回声包块，局部肌层缺如或变薄，与正常肌层界限不清，局部血流信号丰富，可探及高速低阻的血流频谱。该类型可以是前两种类型剖宫产子宫瘢痕妊娠清宫不全或不全流产后残留的妊娠组织继续生长后形成的，超声图像容易与滋养细胞疾病混淆而导致误诊。

3. 2016 年中华医学会分型。2016 年中华医学会妇产科学分会计划生育学组提出的分型依据是超声显示的着床于子宫前壁瘢痕处的妊娠囊的生长方向以及子宫前壁妊娠囊与膀胱间子宫肌层的厚度[17]。具体分为Ⅰ、Ⅱ、Ⅲ型。Ⅰ型：①妊娠囊部分着床于子宫瘢痕处，部分或大部分位于宫腔内，少数甚或达宫底部宫腔；②妊娠囊明显变形、拉长、下端呈锐角；③妊娠囊与膀胱间子宫肌层变薄，厚度 >3 mm；④彩色多普勒血流成像：瘢痕处见滋养层血流信号（低阻血流）。Ⅱ型：①妊娠囊部分着床于子宫瘢痕处，部分或大部分位于宫腔内，少数甚或达宫底部宫腔；②妊娠囊明显变形、拉长、下端呈锐角；③妊娠囊与膀胱间子宫肌层变薄，厚度 ≤ 3 mm；④彩色多普勒血流成像：瘢痕处见滋养层血流信号（低阻血流）。Ⅲ型：①妊娠囊完全着床于子宫瘢痕处肌层并向膀胱方向外凸；②宫腔及子宫颈管内空虚；③妊娠囊与膀胱间子宫肌层变薄甚或缺失，厚度 ≤ 3 mm；④彩色多普勒血流成像：瘢痕处见滋养层血流信号（低阻血流）。其中Ⅲ型中还有一种特殊的超声表现，即包块型，其声像图特点：①位于子宫下段瘢痕处的混合回声（囊实性）包块，有时呈类实性；包块向膀胱方向隆起；②包块与膀胱间子宫肌层明显变薄，甚或缺失；③彩色多普勒血流成像：包块周边见较丰富的血流信号，可为低阻血流，少数也可仅见少许血流信号，或无血流信号。包块型多见于剖宫产子宫瘢痕妊娠流产后（如药物流产后或负压吸引术后）子宫瘢痕处妊娠物残留并出血所致。此分型法有利于临床实际操作，也是目前大多数医疗机构采用的临床分型方法。

4. 2023 山东齐鲁分型。2015 年山东大学齐鲁医院妇产科团队首次提出了瘢痕妊娠实用临床分型诊疗策略[18]，并于 2023 年进行优化，提出了新的临床分型诊疗策略[19]。此分型系统基于经阴道超声检查，根据剖宫产子宫瘢痕妊娠术中大出血的独立危险因素，即前壁肌层厚度与孕囊 / 包块大小的定量值进行分型，并针对每种类型分别推荐了最佳的一线手术治疗方案[20]。其分型分为Ⅰ、Ⅱ、Ⅲ型。Ⅰ型：前壁肌层厚度 >3 cm，无论妊娠囊或包块平均直径大小，推荐的首选手术方式为超声监视下负压吸宫术 ± 宫腔镜手术。Ⅱ型：前壁肌层厚度≤ 3 mm 且 >1 mm，根据妊娠囊或包块平均直径分为Ⅱa 和Ⅱb。Ⅱa：妊娠囊或包块平均直径≤ 30 mm，推荐的首选手术方式为超声监视下负压吸宫术 + 宫腔镜手术；Ⅱb：妊娠囊或包块平均直径 >30 mm，推荐的首选手术方式为腹腔镜监视下负压吸宫术 + 宫腔镜手术，必要时腹腔镜下瘢痕缺陷修补术，或经阴道前穹窿切开病灶切除术。Ⅲ型：前壁肌层厚度≤ 1 mm，根据妊娠囊或包块平均直径分为Ⅲa 和Ⅲb。Ⅲa：妊娠囊或包块平均直径≤ 50 mm，推荐的首选手术方式为腹腔镜下瘢痕妊娠病灶切除 + 缺陷修补 + 负压吸宫术或经阴道前穹窿切开病灶切除术；Ⅲb：妊娠囊或包块平均直径 >50 mm，推荐的首选手术方式为子宫动脉栓塞 / 子宫动脉暂时性阻断后腹腔镜下瘢痕妊娠病灶切除 + 缺陷修补 + 负压吸宫术或开腹瘢痕妊娠病灶切除 + 缺陷修补术。该分型优点在于参照客观数据进行分型，量化标准，并依据分型指导临床治疗，便于临床医师掌握和实际操作。

四、临床表现

剖宫产子宫瘢痕妊娠中约有 1/3 是无症状的，约 1/3 为无痛性阴道流血，约 1/3 为伴或不伴流血的疼痛[1]。宫内合并子宫瘢痕妊娠早孕期无特异性临床表现，或仅有类似先兆流产的表现，如阴道少量流血、轻微下腹痛等。在辅助生殖助孕的宫内合并子宫瘢痕妊娠中，部分患者可能仅因辅助生殖助孕后的常规超声复查时发现。

五、诊断

对宫内合并子宫瘢痕妊娠的诊断及监测，阴道彩超是最重要的方法，应作为首选，具有简单、经济、方便等特点。其表现为正常宫腔内及子宫瘢痕处同时存在孕囊。2016 年国内专家共识和 2020 年 SMFM 指南均推荐将阴道超声作为诊断瘢痕妊娠的首选方法。有学者报道[21] 在 111 例剖宫产子宫瘢痕妊娠患者中，经阴道超声可正确诊断出 94 例，敏感度为 84.6%（95% 置信区间为0.763~0.905）。结合腹部超声，可对子宫及包绕孕囊的结构有更详细及准确的了解[17]。1997 年 Godin 等[22] 首次对剖宫产子宫瘢痕妊娠的超声诊断标准进行了描述，而后其他学者将此标准进一步完善后沿用至今。结合该诊断标准[17]，宫内合并瘢痕妊娠的诊断如下：①宫腔内可见一妊娠囊；②另一妊娠囊着床于子宫前壁下段肌层（相当于前次剖宫产子宫切口部位），部分妊娠囊内可见胎芽或胎心搏动；③子宫前壁肌层连续性中断，妊娠囊与膀胱之间肌层明显变薄，甚至消失；④彩色多普勒血流成像显示妊娠囊周边高速低阻血流信号。

磁共振成像可作为剖宫产子宫瘢痕妊娠诊断的另一辅助手段。MRI 矢状面与横断面的 T1、T2 加权连续扫描均能清晰地显示剖宫产子宫瘢痕妊娠子宫下段前壁内的妊娠囊及与周围组织的关系，由于 MRI 对软组织的分辨率高及多平面直接成像的优点，其对盆腔脏器结构的评估优于超声，而且 MRI 可以更精确测量病灶的体积及判断绒毛植入的深度，因此有助于决定治疗方法的选择[23]。但是，考虑 MRI 检查对早期胚胎发育的安全性影响，需权衡利弊及充分的医患沟通，且 MRI 检查费用昂贵，耗时较长，难以反复多次进行，而经阴道彩超联合腹部彩超诊断剖宫产子宫瘢痕妊娠简便可靠，因此在 2016 年指南中尚未把 MRI 推荐作为首选的诊断方法，临床上可根据患者的病情，超声诊断是否有困难，患者经济条件及医疗资源再考虑是否行 MRI 检查。

随着经阴道三维超声技术的发展，其也可以作为宫内合并子宫瘢痕妊娠的诊断和治疗后评估手段。三维超声的多层面扫描及表面成像技术有助于辨认妊娠囊周边滋养层细胞结构，以及妊娠囊和膀胱之间肌层厚度，可多角度显示血流情况，可提高诊断的准确性，但是目前还没有足够的数据支持将其作为剖宫产子宫瘢痕妊娠的常规检查[1]，有三维超声检查条件时可以选用。此外，也有报道使用宫腔镜和腹腔镜联合诊断剖宫产子宫瘢痕妊娠，但不建议将其用于单纯的诊断，仅在手术治疗的同时用于确诊[1]。

六、治疗

剖宫产子宫瘢痕妊娠患者胚胎在发育过程中，临床上很少认为可安全地发展到足月妊娠，瘢痕妊娠可发生早期子宫破裂，即使获得活产，也常常与凶险性前置胎盘、产时大出血和子宫切除等相关。因此在 SMFM 指南中，不建议对剖宫产子宫瘢痕妊娠采取期待治疗，在一些采用期待治疗的病例报道中[24-25]，大部分患者仍需要额外的治疗，50% 以上的患者有严重并发症。Osborn 等[26]随访了 10 例在孕早期诊断为瘢痕妊娠的患者，所有患者均在剖宫产时被诊断为胎盘植入性病变（placenta accrete spectrum，PSA）。因此对剖宫产子宫瘢痕妊娠的治疗应该是早诊断、早治疗，保障患者安全。

对宫内合并子宫瘢痕妊娠的治疗，应根据患者血流动力学是否稳定、瘢痕妊娠的分型、患者的年龄、是否有生育要求、是否为辅助生育助孕、获卵的容易度、是否还存有冷冻胚胎、对宫内妊娠的期望值等情况综合而定。为个体化的治疗，对无须保留宫内妊娠的治疗基本同剖宫产子宫瘢痕妊娠，但若需保留宫内妊娠，其难点为需要清除的异位妊娠病灶和需要保留的妊娠囊均在宫腔，解剖位置相近。

（一）不保留宫内妊娠的宫内合并子宫瘢痕妊娠治疗

宫内合并子宫瘢痕的治疗，若治疗方式是选择放弃宫内妊娠，处理方式与单纯的瘢痕妊娠相似，临床上的治疗方案有甲氨蝶呤局部和（或）全身注射、氯化钾妊娠囊内注射、妊娠囊内穿刺抽吸、清宫术、动脉栓塞、经腹/经腹腔镜/经阴道/经宫腔镜妊娠病灶切除术、高强度聚焦超声（high intensity focused ultrasound，HIFU），以及上述方法的各种组合，在出血多危及生命时，甚至可选择子宫切除术。因相关病例临床少见，不同患者的病情个体差异大，对治疗方案的随机对照试验数量有限，目前尚无最佳的治疗方案，且各种治疗方案受医疗机构的诊治水平、医务人员的临床经验、手术技能，以及不同病例病情复杂性的影响，会对不同治疗方案间的比较产生影响。

1.药物治疗。目前公认的药物治疗是甲氨蝶呤,其适应证为: 生命体征平稳,血常规、肝肾功基本正常,不愿或不适合手术治疗的早期剖宫产子宫瘢痕妊娠患者, Ⅱ 型和 Ⅲ 型患者(2016 年中国专家共识分型)在行吸宫术或其他手术治疗前的预处理,手术治疗后血 HCG 下降缓慢或再次升高,不适合再次手术者。甲氨蝶呤治疗剖宫产子宫瘢痕妊娠有一定效果,但治疗总时间长,并且有失败可能,成功率为 71%~83%[27]。甲氨蝶呤的具体使用,临床上有全身使用、局部、妊娠囊内注射方式。但 SMFM 指南认为,全身使用甲氨蝶呤的并发症较多,建议在选择药物治疗时,可采用伴或不伴其他治疗方式的妊娠囊内注射。单纯的药物治疗,瘢痕妊娠的包块可能需数周或数月才能消退[28],且治疗期间有大出血的风险,需定期监测血 HCG 水平,需在有条件处理大出血的医疗机构进行。随着手术技术的发展,目前单纯的药物治疗不作为治疗剖宫产子宫瘢痕妊娠的首选方案[2]。

2.清宫术。清宫术是手术治疗方案的其中一种,建议是超声引导下的负压吸宫术,必要时可辅助宫腔镜或腹腔镜监视。其优点是简便、费用较低、损伤小、恢复快;缺点是子宫瘢痕处的缺陷仍在。在 2016 年的中国专家共识中,对生命体征平稳,孕周 <8 周的 Ⅰ 型剖宫产子宫瘢痕妊娠(2016 年中国专家共识分型)建议超声引导下吸宫术[2],山东大学齐鲁医院根据临床经验提出,对于分型为 Ⅰ 型(2023 山东齐鲁分型)的剖宫产子宫瘢痕妊娠直接行超声监视下吸宫术 ± 宫腔镜手术治疗,成功率高达 98.21%,手术时间、住院时间及住院费用均低于其他类型的治疗方案[29]。目前的文献报道没有很好的区分刮宫术及负压吸引术,但在 SMFM 指南中认为,单独的刮宫无法完全清除位于瘢痕内的滋养叶组织,同时尖锐的刮除还会伤及深入的血管,增加出血风险,因此,建议超声引导下吸出组织,尽量避免单纯的急剧刮除。

超声引导下的清宫术,术中同时辅助宫腔镜可发现有无组织残留,可同时行残留组织电切术,对局部的出血也可电凝止血,特别是对瘢痕陷凹较深者,宫腔镜术中可全面评估宫腔、宫颈,以及瘢痕憩室的顶端与两侧壁。有条件者,可术中同时辅助宫腔镜。

对于术前评估瘢痕组织薄弱,包块大,出血风险大者,除宫腔镜外,还可辅助腹腔镜的监视。山东大学齐鲁医院推荐分型为 Ⅱb(前壁肌层厚度 ≤ 3 mm

且 >1 mm，妊娠囊或包块平均直径 >30 mm），可考虑腹腔镜监视下吸宫术 + 宫腔镜手术，宫腹腔的监视会增加吸宫手术的安全性，术中发现瘢痕局部明显外凸，浆肌层菲薄，可及时行宫腹腔镜联合下瘢痕病灶清除 + 瘢痕修补术，若出血多，应果断改为开腹手术，保障患者生命安全。

3. 妊娠物清除术及子宫瘢痕修补术。目前关于剖宫产子宫瘢痕妊娠术中同时行瘢痕修补是否能增加再次妊娠率，降低重复性瘢痕妊娠的发生，尚存在争议。但是，对于有再生育要求、既往瘢痕憩室症状明显并希望同时修补子宫缺陷的患者，可积极行瘢痕缺陷修补术。子宫瘢痕修补包括腹腔镜下瘢痕缺陷修补、经阴道瘢痕修补，术中在清除妊娠物同时，切除子宫瘢痕组织，并行修补薄弱的肌层组织，恢复正常的解剖结构。

对选择瘢痕切除及修补术，可根据术者擅长的手术方式，综合患者的情况进行选择。腹腔镜手术视野开阔，对术中的镜下缝合技巧有一定要求。阴式手术微创、经济，但术前需充分评估，若有阴道狭窄，病灶距离宫颈外口的距离若 >4 cm 或病灶直径 >6 cm 者，术中难以暴露病灶，则不建议经阴式手术[20]。对出血多，需迅速止血或切除子宫者，果断的开腹手术是保障患者生命安全的选择。

在 2016 年的中国专家共识中[2]，指出对分型为 II 型和 III 型剖宫产子宫瘢痕妊娠，子宫前壁瘢痕处肌层菲薄，血流丰富，有再生育要求并希望同时修补子宫缺陷的患者可考虑妊娠物清除同时行瘢痕修补。术前应充分评估术中出血风险，可预防性动脉栓塞，或备动脉栓塞。有研究认为[20]，妊娠包块平均直径 >5 cm 及伴有子宫动静脉畸形是大出血的独立危险因素，若同时存在这两个高危因素，推荐选择动脉栓塞预处理后或腹腔镜下子宫动脉暂时性阻断后再行瘢痕病灶切除术及修补，或直接开腹手术。

4. 动脉栓塞。动脉栓塞的主要原理是利用栓塞剂选择性地栓塞一定管径的子宫动脉血管网，但不破坏毛细血管网，当剖宫产子宫瘢痕妊娠发生大出血时，双侧子宫动脉栓塞后可迅速止血。动脉栓塞可单独使用，也可与清宫术、甲氨蝶呤及宫腹腔镜联合使用。在一项小型随机试验中[30]，将动脉栓塞联合吸宫术与全身甲氨蝶呤联合吸宫术进行了比较，结果显示，动脉栓塞组出血量明显减少，且甲氨蝶呤组有 2 名妇女需要子宫切除，而动脉栓塞组没有。特别是在出血风险大的高危瘢痕妊娠中，动脉栓塞的预处理可增加剖宫产子宫瘢痕妊娠治疗的成功率，然而，对有再生育计划者，动脉栓塞所造成的严重宫腔粘连、卵巢功能下降也是医患在选择这种治疗方案时需要考虑的一个问题。

5. 高强度聚焦超声。高强度聚焦超声是 20 世纪 90 年代发展起来的无创局部治疗手段。高强度聚焦超声具有良好的组织穿透性、方向性，并且能聚焦于体内。用于治疗剖宫产子宫瘢痕妊娠时能使高强度的超声波透过适度充盈的膀胱而聚焦到瘢痕妊娠囊，通过超声波的效应使妊娠囊内温度在短时间内升高，从而导致胚胎及绒毛等组织坏死并脱落排出。研究显示[31]，高强度聚焦超声治疗孕 5~8 周的剖宫产子宫瘢痕妊娠时，妊娠囊 1.5~2.5 cm 最佳。妊娠囊太小时不容易定位，而太大时胎盘已形成，胎盘附着处血流增加容易带走聚焦的热量而影响治疗效果。临床上有单独使用，也有联合吸宫术一起使用[32]，但总体来说临床开展的量并不多，有待进一步评估。

（二）保留宫内妊娠的宫内合并子宫瘢痕妊娠治疗

若需保留宫内妊娠，宫内合并子宫瘢痕妊娠的治疗存在较大的难度及挑战。宫内合并子宫瘢痕妊娠的发病率低，目前的文献报道大都为个案，因此尚未形成标准的治疗方案。对需要保留宫内妊娠的宫内合并子宫瘢痕妊娠，治疗方法需考虑在去除妊娠物的同时又不能伤及宫内的胚胎。现临床报道的治疗方法有抽吸、药物注射等减胎术及瘢痕妊娠物切除术。

1. 瘢痕妊娠抽吸减胎。Hsieh 等[33] 在 2004 年报道了 1 例辅助生殖助孕后宫内双胎合并切口瘢痕妊娠的患者，在孕 6 周时采取局部抽吸减胎，在术后 6 周，超声检查子宫解剖结构正常，瘢痕处孕囊包块消失，宫内双胎得以保留，在孕 32 周时获得健康婴儿，并提出单纯抽吸之所以成功，孕周非常重要，因为在妊娠早期胚胎体积小，胚胎组织更脆弱，成功抽吸的概率更高。因此单纯的抽吸术主要适用于孕周较小者，早诊断尤为重要。抽吸减胎术多为个案报道，瘢痕处残留物的吸收，以及残留物对妊娠后期的影响需要更多临床数据来评估。

2. 瘢痕妊娠药物注射减胎。甲氨蝶呤因具有杀胚作用及潜在的致畸作用，因此在宫内合并子宫瘢痕妊娠治疗中使用的局部注射药物主要是高渗葡萄糖注射液和氯化钾。文献报道中，对宫内合并子宫瘢痕妊娠中瘢痕妊娠的减胎，使用氯化钾的较多，2003 年，Salomon 等[34]报道了 1 例宫内合并子宫瘢痕妊娠，通过胚胎区域注射氯化钾成功地在妊娠 8 周时终止了子宫瘢痕妊娠，并在 36 周产下了一名健康的婴儿。后续 Yazicioglu 等[35]、Uysal 等[36]也报道了成功使用氯化钾减胎，而宫内妊娠得以保留，并成功获得活产的病例。但药物注射减胎时，虽胎心被终止，但孕囊吸收较慢，残留组织在孕期可引起阴道流血及剖宫产时术中的大出血。

3. 宫腹腔镜手术切除瘢痕妊娠。鉴于宫腹腔镜在剖宫产子宫瘢痕妊娠治疗中成功的经验，有学者也将其进一步运用到宫内合并子宫瘢痕妊娠保留宫内妊娠的治疗中。Demirel 等在 2009 年报道了 1 例宫内合并子宫瘢痕妊娠，在超声引导下腹腔镜切除剖宫产瘢痕妊娠的病例，宫内妊娠得以足月活产。腹腔镜下切除瘢痕妊娠并行瘢痕修复，不仅提供了坚实的子宫下段，同时保留了宫内妊娠。随后 Wang 等报道了 1 例体外受精助孕宫内合并子宫瘢痕妊娠，宫腔镜下行子宫瘢痕妊娠清除，宫内妊娠保留，最后足月获得活胎。需注意的是，宫腔镜下妊娠残留物的切除，子宫局部的缺损在孕期的风险应予考虑，包括妊娠晚期子宫局部薄弱导致子宫破裂等风险，孕期应加强监护。对宫腹腔镜治疗宫内合并子宫瘢痕妊娠，由于手术直接切除了瘢痕处的妊娠组织，相比减胎术而言，杜绝了残留绒毛组织继续侵蚀肌层而发生孕期反复出血及孕晚期终止妊娠时大出血的风险，在这两例手术处理患者中，均足月获得了活胎，未发生大出血行输血或子宫切除等不良事件。

（三）管理要点

虽然目前文献报道多例宫内合并子宫瘢痕妊娠保留宫内妊娠成功获得活胎的案例，但其早产发生概率高，大出血行输血，甚至切除子宫的病例也时有发生[14]。更关键的是案例较少，无法评估其在临床上广泛应用的安全性，且对医疗机构及医务人员处理应急出血、高危妊娠及早产儿的经验有较高要求。

在宫内合并子宫瘢痕妊娠的治疗中，若需保留宫内妊娠，病情告知非常重要，因为对宫内合并子宫瘢痕妊娠的管理原则与剖宫产子宫瘢痕妊娠管理原则类似，其目标应该是预防大量失血和保护子宫，从而保障妇女健康和保护后续的生育力。特别是采取各种方式的减胎或孕囊抽吸，一定要充分告知妊娠物未完全去除，患者在孕期可能会面临反复阴道流血、感染、流产可能，妊娠物残留在孕晚期终止妊娠时还可能面临大出血、输血甚至切除子宫风险。这类患者孕期应纳入高危妊娠管理，并建议管理机构应具有处理高危妊娠的经验。对采取宫腹腔镜手术切除瘢痕妊娠物，并行瘢痕修复，虽有成功的案例报道，但同样面临例数少的困境，而且手术操作难度大，对术中出血的控制、麻醉、围手术期管理都具有较高的要求，同时子宫创伤大，对宫内妊娠的保胎治疗也是一项挑战。对宫内合并子宫瘢痕妊娠的治疗，在决定做出保留宫内妊娠的决定前，也应该对病例做一定的筛选，比如，患者的年龄、是否为辅助生殖助孕、获得胚胎的容易度、瘢痕妊娠的分型、瘢痕妊娠的包块大小，瘢痕肌层厚度、孕期大出血的预估及应急方案等进行综合评判。对高危因素多、大出血及切除子宫风险大者，在决定保留宫内妊娠时一定要慎重，须把患者的生命安全放在首位。

第二节　宫内合并子宫瘢痕妊娠临床病例

患者，女，36岁，G3P1，既往足月剖宫产1次，因异位妊娠行2次腹腔镜手术，分别行左、右输卵管切除术。2019年5月6日因"女性输卵管因素"行辅助生殖助孕，移植冻胚2枚。于放胚术后14天常规复查血HCG为948.1 IU/L。患者放胚术后无腹痛及阴道流血等临床症状。

放胚术后49天，阴道彩超提示：宫体大小约8.8 cm×8.9 cm×7.3 cm，形态饱满，肌层回声欠均质，宫腔内见大小为5.2 cm×4.5 cm×2.4 cm孕囊样回声，其内可见卵黄囊样回声及长约2.4 cm胚芽样回声，可见原始心管搏动。宫腔内靠下缘另见一大小约4.5 cm×4.4 cm×3.0 cm孕囊样回声，其内见卵黄囊样回声及长约2.4 cm胚芽样回声，可见原始胎心管搏动。该孕囊与前壁切口处关系密切，绒毛板位于后壁延伸至前壁下段，部分切面似伸入切口内，切口处肌层最薄处约0.31 cm，与切口可见成角。前壁下段切口与绒毛膜板区域可见丰富血流信号，盆腔内未见明显游离无回声区。提示宫内早孕（双绒毛膜双羊膜囊，其中一孕囊与前壁下段切口区域关系紧密，瘢痕妊娠可能）（图 6-1、图 6-2）。

诊断考虑宫内合并子宫瘢痕妊娠，与患者充分沟通目前可行的诊治方案及所面临的风险，患者保留宫内妊娠的意愿非常强烈，坚持要求保留宫内妊娠。综合考虑患者子宫瘢痕妊娠为Ⅰ型，孕囊仅部分位于前壁切口处，前壁下段肌层厚度 >3 mm，最终确定选择瘢痕妊娠减胎术。

于放胚术后 52 天，在超声引导下行瘢痕妊娠注射氯化钾减胎术，术后予静脉输注头孢美唑 1 g，每 8 小时 1 次，预防感染治疗；口服地屈孕酮 10 mg，每 8 小时 1 次；肌注黄体酮 40 mg，每日 1 次，保胎治疗。患者术后未出现腹痛及阴道流血等临床症状。

术后第 8 天，复查彩超（图 6-3、图 6-4）提示：子宫前位，宫体大小约 9.1 cm × 10.3 cm × 8.8 cm，形态饱满，肌层回声欠均质，宫腔内见大小分别约 7.6 cm × 4.9 cm × 2.3 cm、5.5 cm × 2.6 cm × 2.5 cm 孕囊样回声，孕囊呈上下排列，前一孕囊（位于宫腔内靠上）内见一胎儿声像图，其头臀长约 4.25 cm，可见胎心及胎动，孕囊下缘距前壁下段切口距离约 2.0 cm，绒毛膜板主要位于后壁。后一孕囊（位于宫腔偏下）形态欠规则，其内见卵黄囊样回声及长约 2.3 cm 胚芽样回声，反复扫查未见原始心管搏动（减胎术后），其下缘与前壁切口处关系密切，绒毛板位于后壁延伸至前壁下段，部分切面似伸入切口内，切口处肌层最薄处约 0.3 cm。患者于术后第 8 天出院。

出院后孕期高危妊娠管理，孕期经过尚顺利，于孕 38 周行剖宫产，未发生大出血，母儿结局良好。

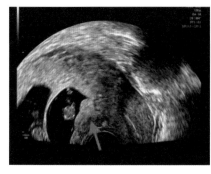 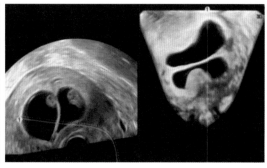

图 6-1　宫内合并子宫瘢痕妊娠超声图像　　图 6-2　宫内合并子宫瘢痕妊娠的三维超声图像

注：红色箭头所示为瘢痕妊娠孕囊

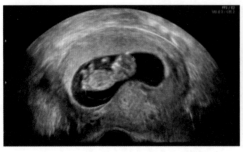
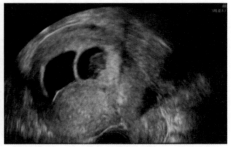

图 6-3　减胎术后第 8 天超声图像　　　　　图 6-4　减胎术后第 8 天超声图像

参考文献

［1］ Society for Maternal-Fetal Medicine （SMFM）, Miller R, Timor-Tritsch IE, et al. Society for Maternal-Fetal Medicine （SMFM） Consult Series #49: Cesarean scar pregnancy ［J］. Am J Obstet Gynecol, 2020, 222（5）: B2-B14.

［2］ 中华医学会妇产科学分会计划生育学组. 剖宫产术后子宫瘢痕妊娠诊治专家共识（2016）［J］. 中华妇产科杂志, 2016, 51（8）: 568-572.

［3］ Larsen J V, Solomon M H. Pregnancy in a uterine scar sacculus—an unusual cause of postabortal hemorrhage. A case report ［J］. S Afr Med J, 1978, 53（4）: 142-143.

［4］ Litwicka K, Greco E. Caesarean scar pregnancy: a review of management options ［J］. Curr Opin Obstet Gynecol, 2013, 25（6）: 456-461.

［5］ Seow K M, Huang L W, Lin Y H, et al. Caesarean scar pregnancy: issues in management ［J］. Ultrasound Obstet Gynecol, 2004, 23（3）: 247-253.

［6］ Donnez O. Cesarean scar defects: management of an iatrogenic pathology whose prevalence has dramatically increased ［J］. Fertil Steril, 2020, 113（4）: 704-716.

［7］ Jurkovic D, Hillaby K, Woelfer B, et al. First-trimester diagnosis and management of pregnancies implanted into the lower uterine segment Cesarean section scar ［J］. Ultrasound Obstet Gynecol, 2003, 21（3）: 220-227.

［8］ Mashiach R, Burke Y Z. Optimal isthmocele management: hysteroscopic, laparoscopic, or combination [J]. J Minim Invasive Gynecol, 2021, 28: 565-574.

[9] Antila-Långsjö R M, Mäenpää J U, Huhtala H S, et al. Cesarean scar defect: a prospective study on risk factors [J]. Am Obstet Gynecol, 2018, 219 (5): 458.e1 -458.e8.

[10] Tang Q, Qin Y, Zhou Q, et al. Hysteroscopic treatment and reproductive outcomes in cesarean scar pregnancy: experience at a single institution [J]. Fertil Steril, 2021, 116 (6): 1559-1566.

[11] 钱志大. 剖宫产瘢痕妊娠相关临床问题及发生机制研究 [D]. 杭州: 浙江大学, 2015.

[12] 李琼, 郭遂群, 柳大烈, 等. 基质金属蛋白酶9和基质金属蛋白酶组织抑制剂1, 2在子宫剖宫产瘢痕中的表达和相关性[J]. 南方医科大学学报, 2012, 32 (9): 1336-1340.

[13] 张多多, 郎景和, 朱兰. 剖宫产瘢痕缺陷诊治进展 [J]. 协和医学杂志, 2020, 11 (2): 191-195.

[14] Ugurlucan F G, Bastu E, Dogan M, et al. Management of cesarean heterotopic pregnancy with transvaginal ultrasound-guided potassium chloride injection and gestational sac aspiration, and review of the literature [J]. J Minim Invasive Gynecol, 2012, 19 (5): 671-673.

[15] Vial Y, Petignat P, Hohlfeld P. Pregnancy in a cesarean scar [J]. Ultrasound Obstet Gynecol, 2000, 16 (6): 592-593.

[16] 向阳. 关于剖宫产瘢痕妊娠的分型与治疗方法的选择[J]. 中国妇产科临床杂志, 2012, 13 (6): 401-403.

[17] 中华医学会妇产科学分会计划生育学组. 剖宫产术后子宫瘢痕妊娠诊治专家共识 (2016) [J]. 全科医学临床与教育, 2017, 15 (1): 5-9.

[18] 康彦君, 班艳丽, 张腾, 等. 子宫瘢痕妊娠实用临床分型及应用价值探讨 [J]. 现代妇产科进展, 2019, 28 (10): 63-67.

[19] Ban Y, Shen J, Wang X, et al. Cesarean scar ectopic pregnancy clinical classification system with recommended surgical strategy [J]. Obstet Gynecol, 2023, 141 (5): 927 - 936.

[20] 山东省医学会计划生育分会, 班艳丽, 赵颖, 等. 剖宫产子宫瘢痕妊娠实用临床分型诊治专家共识 [J]. 山东大学学报 (医学版), 2023, 61 (11): 1-10.

［21］ Rotas M A, Haberman S, Levgur M. Cesarean scar ectopic pregnancies: etiology, diagnosis, and management［J］. Obstet Gynecol, 2006, 107（6）: 1373-1381.

［22］ Godin P A, Bossils S, Donnez J. An ectopic pregnancy developing in a previous caesarean section scar［J］. Fertil Steril, 1997, 67（2）: 398-400.

［23］ Ash A, Smith A, Maxwell D. Cesarean scar pregnancy［J］. BJOG, 2007, 114: 253-263.

［24］ Zosmer N, Fuller J, Shaikh H, et al. Natural history of early first-trimester pregnancies implanted in cesarean scars［J］. Ultrasound Obstet Gynecol, 2015, 46（3）: 367-375.

［25］ Calì G, Timor-Tritsch I E, Palacios-Jaraquemada J, et al. Outcome of cesarean scar pregnancy managed expectantly: systematic review and meta-analysis［J］. Ultrasound Obstet Gynecol, 2018, 51（2）: 169-175.

［26］ Osborn D A, Williams T R, Craig B M. Cesarean scar pregnancy: sonographic and magnetic resonance imaging findings, complications, and treatment［J］. J Ultrasound Med, 2012, 31（9）: 1449-1456.

［27］ Wang M, Yang Z, Li Y, et al. Conservative management of cesarean scar pregnancies: a prospective randomized controlled trial at a single center［J］. Int J Clin Exp Med, 2015, 8（10）: 18972-18980.

［28］ Timor-Tritsch I E, Monteagudo A, Santos R, et al. The diagnosis, treatment, and follow-up of cesarean scar pregnancy［J］. Am J Obstet Gynecol 2012, 207（1）: 44.e1-13.

［29］ Ban Y L, Shen J, Wang X, et al. Cesarean scar ectopic pregnancy clinical classification system with recommended surgical strategy［J］. Obstet Gynecol, 2023, 41（5）: 927-936.

［30］ Zhuang Y, Huang L. Uterine artery embolization compared with methotrexate for the management of pregnancy implanted within a cesarean scar［J］. Am J Obstet Gynecol, 2009, 201（2）: 152.e1-3.

［31］ Xiao J, Zhang S, Wang F, et al. Cesarean scar pregnancy: noninvasive and effective treatment with high-intensity focused ultrasound［J］. Am J Obstet Gynecol, 2014, 211（4）: 356.e1-7.

［32］ Zhu X, Deng X, Xiao S, et al. A comparison of high-intensity focused ultrasound and uterine artery embolisation for the management of caesarean scar pregnancy［J］.

Int J Hyperthermia，2016，32（2）：144-150.

[33] Hsieh B C，Hwang J L，Pan H S，et al. Heterotopic Caesarean scar pregnancy combined with intrauterine pregnancy successfully treated with embryo aspiration for selective embryo reduction：case report［J］. Hum Reprod，2004，19（2）：285-287.

[34] Salomon L J，Fernandez H，Chauveaud A，et al. Successful management of a heterotopic Caesarean scar pregnancy：potassium chloride injection with preservation of the intrauterine gestation：case report［J］. Hum Reprod，2003，18（1）：189-191.

[35] Yazicioglu H F，Turgut S，Madazli R，et al. An unusual case of heterotopic twin pregnancy managed successfully with selective feticide［J］. Ultrasound Obstet Gynecol，2004，23（6）：626-627.

[36] Uysal F，Uysal A. Spontaneous heterotopic cesarean scar pregnancy：conservative management by transvaginal sonographic guidance and successful pregnancy outcome ［J］. Ultrasound Med，2013，32（3）：547-548.

（杨　霞）

第七章 宫内合并肌壁间妊娠

第一节 宫内合并肌壁间妊娠的诊治

一、概述

子宫肌壁间妊娠（intramural ectopic pregnancy，IMP），是指受精卵在子宫肌层内着床发育，滋养细胞的侵袭超过了子宫内膜 - 子宫肌层交界处，四周被肌层组织包围，与宫腔、输卵管腔、盆腹腔等均不相通，它是一种罕见的异位妊娠，其发生率约 1/30000，在异位妊娠中发生率 <1%[1]。通常肌壁间妊娠不能期待至足月分娩，大多数子宫破裂或大出血发生在妊娠 11~30 周[2]。宫内合并肌壁间妊娠（heterotopic intramural ectopic pregnancy）作为一种特殊的宫内外复合妊娠，目前仅有散在的个案报道，据不完全统计，国内报道了 14 例[2-17]，国外有 2 例报道[18-19]。因对该疾病的认识不足，临床症状缺乏特异性，在临床诊疗过程中易发生漏诊误诊而导致子宫破裂、大出血等，严重时甚至需切除子宫，危及患者生命。

二、发病机制

肌壁间妊娠的发病机制目前尚无定论，存在多种假说，主要包括以下几种。

1. 子宫内膜存在缺陷[20]。在妊娠时该处底蜕膜发育不良，而滋养细胞活性强，受精卵容易顺延"窦道"着床于子宫肌层，导致发生子宫肌壁间妊娠。常见的宫腔操作，例如人工流产、宫腔镜手术、上环、刮宫术、剖宫产史等，都可能导致内膜受损，形成细小缺陷或窦道，受精卵则可能通过该窦道侵入子宫肌层。有文献汇总分析，约 83.9% 的肌壁间妊娠患者有宫腔操作史，其中 62.5% 的患者经历 1 次以上的清宫操作，约 21.4% 的患者有剖宫产手术史[21]。

因此，尽量减少宫腔操作，提高宫腔操作技巧，减少子宫穿孔等并发症的发生，可能有利于减少肌壁间妊娠的发生。

2.子宫腺肌病[22]。目前子宫腺肌病的发病原因尚不清楚，普遍认为它是子宫内膜腺体和间质侵入子宫肌层形成弥漫或局限性的病变。而且子宫内膜和内膜下的肌层（即交界处的肌层）在一起形成一个独立的功能单位，它们的主要功能即受卵巢性激素调节随着月经周期发生周期性变化，为着床做准备。子宫肌层存在异位的子宫内膜，属于一个独立的功能单位，其可在雌、孕激素的作用下发生蜕膜样改变，成为受精卵着床的潜在部位。

3.子宫浆膜层的受损[23]。受子宫浆膜面炎症、子宫手术史（例如肌瘤剔除手术、剖宫产手术）等因素影响，受精卵可从输卵管伞端游走于腹腔中，在合适的条件下经受损的子宫浆膜面进入并着床于子宫肌层，从而形成肌壁间妊娠。

4.辅助生殖技术[24]。体外受精 - 胚胎移植操作本身有导致子宫内膜、肌层受损的风险，在较困难的移植过程中，受精卵有形成肌壁间妊娠的可能。另外，宫腔在位子宫内膜容受性较差的情况下，移植的受精卵有因排异反应进入子宫肌层的可能。

三、临床表现

宫内合并肌壁间妊娠是一种特殊部位的复合妊娠，但因其临床表现无特异性，发生率低，加之部分医生对该疾病的认识不足，极易出现漏诊误诊，往往可能被认为是单纯宫内妊娠、宫内双胎妊娠、宫内合并宫角妊娠、宫内合并输卵管间质部妊娠等。一般孕周较小、未发生子宫破裂者，通常无临床症状，也可出现停经后阴道流血，下腹部隐痛不适，通常经妇科超声检查发现，此类患者若得到及时处理，通常预后较好。部分患者可能发生漏诊，即在人工流产术后突发下腹撕裂样疼痛或血 HCG 持续性不降，此类患者易出现子宫破裂、失血性休克，部分严重患者需行子宫切除术。据李姝燕等[10]的病例报道，患者行常规人工流产术，术中见明显绒毛，人工流产术后第 6 天突发下腹部撕裂样疼痛，随即出现全腹持续性疼痛，伴恶心呕吐、肛门坠胀、痛苦面容、面色苍白、冷汗、晕厥等失血性休克表现，遂行急诊手术，术中见子宫破口并有绒毛组织附着，才被诊断为宫内合并肌壁间妊娠。

宫内合并肌壁间妊娠在妇科检查时可扪及增大的子宫和升高的宫底，肌壁间妊娠胚胎着床位置若明显偏向一侧，则可扪及子宫一侧明显增大、质软，常伴有压痛，易误诊为子宫肌瘤变性。通常肌壁间妊娠胚胎易着床至子宫后壁及宫底处，可能与操作者的右手优势有关[25]。若出现子宫破裂，患者可出现面色苍白、心率增快、脉搏细弱和血压下降等休克表现，腹部膨隆，拒按，阴道后穹隆饱满，子宫压痛明显，子宫轮廓不完整，子宫有漂浮感，后穹隆穿刺可抽出暗红色不凝血，若盆腹腔积血多可经腹部穿刺抽出暗红色不凝血。

四、诊断及鉴别诊断

（一）诊断

1. 血 HCG 检查。血 HCG 检查无特异性，因一枚胚胎着床于子宫肌层内，另一枚胚胎着床于子宫腔内，故血 HCG 较单纯宫内妊娠高，但较宫内双胎妊娠的血 HCG 低[26]。在某些患者行人工流产术后，血 HCG 持续性不降，建议完善妇科超声检查，警惕宫内合并肌壁间妊娠的发生。

2. 妇科超声检查。当患者为辅助生殖技术受孕或促排卵受孕时，需警惕宫内外复合妊娠，此时宫腔内可见妊娠囊，易忽略子宫肌层、宫颈、双附件区等异位妊娠着床部位。宫内合并肌壁间妊娠的超声检查难点主要是对异位的肌壁间妊娠的诊断，故在妊娠早期超声识别非常重要。据报道，妊娠早期首次超声检查对异位妊娠的诊断准确率约为78%[27]。宫内合并肌壁间妊娠的超声表现为宫腔内可见妊娠囊或可见胚芽、胎心，子宫肌层内可见妊娠囊或包块，可参照肌壁间妊娠的超声表现，将其分为以下三类[10]。①孕囊型：在子宫肌层内可见妊娠囊，有的可见到卵黄囊、胚芽、心管搏动，妊娠囊四周均被肌层包绕，与宫腔不相通，独立于内膜外，血供丰富，部分肌层可见血管扩张，大部分可检测到典型的低阻滋养层血流信号，孕囊与宫腔不通，子宫角部未向外突出。②包块型：以混合回声为主，内常见不规则的液性暗区，包块四周都环绕肌层，与子宫腔不连通，位于内膜回声外，当停经时间较短时，彩色多普勒超声显示包块内部及周边可见点条状血流信号；随着停经时间的延长，包块周边肌层可见扩张的子宫肌层血管，即迂曲管状无回声区。③破裂型：超声下可见局部子宫浆膜层不连续，以腹腔积血为主要表现，盆腹腔内可见大量的液性暗区，内透声较差，可见许多细弱光点及絮状低回声带，妊娠物被包裹于积血内，常难以显示。

如肌壁间妊娠为孕囊型，需与双胎妊娠鉴别，宫内合并肌壁间妊娠典型超声表现为双环征，两孕囊之间见肌层回声；如子宫肌层内见混合回声包块，需与宫内合并宫角妊娠、宫内合并输卵管间质部妊娠、宫内合并子宫肌瘤变形等相鉴别。其鉴别要点为：宫内合并肌壁间妊娠中异位妊娠包块与宫腔、输卵管均不相通；宫内合并肌壁间妊娠孕前超声通常不合并子宫肌瘤，且异位妊娠包块的血流信号呈典型的低阻滋养层血流，而子宫肌瘤血流信号常表现为周边有较丰富环状或半环状血流信号。此时最好由经验丰富的超声科医生联合会诊评估，减少漏诊误诊。

妊娠囊（或包块）与宫腔及输卵管的关系在宫内合并肌壁间妊娠的超声诊断中至关重要。常规超声仅能反映子宫矢状面及横切面的信息，而输卵管间质部、子宫角部及宫腔三者的关系主要反映在子宫冠状切面上。三维超声声像图能够完整地从冠状面见异位妊娠囊或包块四周被肌层包绕，与宫腔及输卵管间质部均不相通。且在妊娠状态下，由于子宫内膜的蜕膜反应，使三维超声检查中宫腔和肌层的对比更清晰，妊娠囊（或包块）边界也更明显[28]。故经阴道妇科三维超声较常规超声检查能更准确地显示异位妊娠囊（或包块）的位置及宫腔内孕囊的位置，以冠状、矢状及横切面等多个方位呈现宫腔内妊娠囊、宫腔外妊娠囊（或包块）、血流等情况，以及更准确地测量异位妊娠囊（包块）距子宫浆膜层、距宫腔内孕囊的距离，可建立清晰形象的立体三维图像。故经阴道超声检查是诊断宫内合并肌壁间妊娠的首选方法，三维超声技术的发展提高了宫内合并肌壁间妊娠的早期诊断率。

3. 磁共振成像。MRI 不仅能够清晰显示妊娠囊的位置、与子宫内膜腔的关系以及侵入子宫肌层的深度，还能对病灶周围结构、有无出血、子宫浆膜面是否完整、子宫与周围组织关系等进行全面评估。MRI 对早期诊断及定位宫内合并肌壁间妊娠有重要意义。宫内合并肌壁间妊娠的 MRI 主要表现[1]有：①病灶主体位于子宫壁内，T2W1 上子宫内膜高信号连续，子宫肌层等信号中断，呈膨胀性生长。②当异位妊娠病灶随停经时间延长，可发生部分组织机化，此时病灶内部信号不均匀，多表现为混杂 T1W1 低信号 T2W1 混杂等—高信号，可见囊泡状T1W1低信号影、T2W1高信号影，囊壁T2W1呈等或稍高信号。③病灶周边见T1W1高信号，提示伴有出血。④在T2W1上子宫内膜仍呈现高信号连续，但宫腔内见一囊泡状高信号，随着孕周增大，肌壁间妊娠囊及宫腔内妊娠囊均可能出现胎儿声像图。宫内合并肌壁间妊娠患者有强烈保留宫内孕囊并继续妊娠时，应考虑妊娠早期MRI的潜在风险，包括电磁场或造影剂的致畸作用，现有证据表明[29]在1.5 T下进行产前扫描，儿童9岁之前没有发生不良影响；目前尚缺乏3 T扫描仪的人体数据。一些动物研究表明，在4 T时不会对胎儿产生有害影响。此外造影剂通常选择为钆类，食品药品监督管理局（Food and Drug Administration，FDA）将其归为妊娠C类用药，故在明确宫内合并肌壁间妊娠及明确肌壁间妊娠的位置时，应充分考虑患者对宫内妊娠的保胎意愿及评估宫内妊娠继续妊娠的安全性后，谨慎选择MRI检查。

4.宫腔镜检查。宫内合并肌壁间妊娠患者如选择放弃宫内妊娠，宫腔镜检查能够明确宫腔情况，排除宫角妊娠及子宫瘢痕妊娠，同时可选择在宫腔镜下对宫内妊娠行吸刮清宫术。而且少部分肌壁间妊娠囊在靠近宫腔或与宫腔存在细小缝隙者，可延该缝隙进入肌壁间，见少许绒毛或孕囊。

5.腹腔镜检查。腹腔镜检查兼有诊断及治疗的目的，腹腔镜检查能够发现宫腔以外其他部位的妊娠如输卵管间质部妊娠，鉴别子宫肌瘤、子宫腺肌瘤等，同时肌壁间妊娠物在导致子宫形态、外观颜色发生变化时，结合影像学定位，腹腔镜检查能够清晰探查。当患者以子宫破裂、失血性休克等为首发症状时，腹腔镜检查可明确诊断同时积极止血，挽救患者生命。现有的临床病例报道多为宫腹腔镜联合检查明确诊断及肌壁间妊娠物的具体位置。

6.病理检查。由于宫内合并肌壁间妊娠患者早期诊断无明显特异性，部分病例是通过手术及术后病理检查最终明确诊断，因此术中探查及术后病理检查仍是诊断宫内合并肌壁间妊娠的金标准。病理所见如下[30]。①大体标本：行全子宫切除者宫腔内可见妊娠囊，另于子宫肌壁间也可见妊娠囊或包块（未超越肌层-内膜结合带，与子宫腔及输卵管开口均不相通），术后漂洗标本宫腔内及肌壁间均可见绒毛组织；对于部分单纯异位妊娠囊或包块清除者肉眼可见绒毛样组织。②镜下：子宫切除标本中宫腔内见绒毛组织，肌壁内病灶也可见新鲜或陈旧性的绒毛组织，滋养细胞浸润肌层，伴或不伴出血性坏死。单纯妊娠囊或包块清除者镜下可见绒毛组织及滋养细胞，其周围或可见散在肌纤维组织。

（二）鉴别诊断

1. 双胎妊娠或双胎妊娠之先兆流产。多数宫内合并肌壁间妊娠无特异性临床症状，仅表现为停经及血 HCG 升高，部分可伴阴道流血、腹痛等临床表现。在可疑宫内合并肌壁间妊娠时，推荐行经阴道妇科超声检查，可较清晰显示宫内妊娠囊位于子宫内膜层有蜕膜包绕，而异位妊娠囊或包块位于肌层内，四周被肌层包绕，可伴有双环征。双胎妊娠或双胎妊娠之先兆流产，两个孕囊均位于子宫内膜层，四周均有蜕膜包绕。当肌壁间的异位妊娠囊比较靠近宫腔时，在依靠经阴道妇科 B 超诊断困难，可进一步行经阴道三维超声；也可在生命体征平稳，患者安全的前提下，短暂随访观察再重复 B 超检查，或者转诊到有经验的超声科医生。在临床工作中需特别注意，若人工流产术后血 HCG 值仍较高，需进一步完善经阴道妇科 B 超或经阴道妇科三维超声，警惕宫内合并肌壁间妊娠中宫腔内孕囊已清除，但肌壁间异位妊娠囊仍持续存在并生长以致发生子宫破裂。

2. 宫内合并其他部位异位妊娠。宫内合并肌壁间妊娠与宫内合并其他部位的异位妊娠，因宫内妊娠无须鉴别，主要鉴别是异位妊娠的位置不同。

（1）合并输卵管间质部妊娠[31]。输卵管间质部妊娠常明显外凸，孕囊种植在子宫输卵管交界处以及圆韧带外侧，与宫腔不相通，其外上方周围多无肌层或有部分肌层包裹，超声可显示"间质线征"（即从子宫内膜外侧角穿过肌层到达异位孕囊或出血性肿块的细回声线，被认为是代表输卵管近端管腔，是输卵管间质部妊娠罕见但相对特异的影像学表现）。输卵管间质部的孕囊无子宫内膜包绕，与宫腔之间见 1~9 mm 间质线；孕囊靠近浆膜层且肌层不完整，厚度多小于 5 mm。

（2）合并宫角妊娠[32]。宫角妊娠的 B 超表现为孕囊种植在子宫输卵管交界处及圆韧带内侧的宫角内，孕囊内下方与宫内膜相连，与宫腔相通，外上方被宫角肌层包绕，肌层厚度大于 5 mm；间质线征阴性。宫角妊娠多在清宫操作中能清除妊娠物，但部分Ⅱ型宫角妊娠也需行腹腔镜或开腹手术清除妊娠物组织及子宫角修补术。

（3）合并子宫瘢痕妊娠[33]。剖宫产瘢痕妊娠的典型超声表现为：①妊娠囊着床于子宫瘢痕处肌层，部分可见胚芽或胎心搏动；②妊娠囊与膀胱之间的子宫前壁肌层明显变薄甚至连续性中断；③彩色多普勒血流成像显示妊娠囊周边有丰富血流信号甚至呈现高速低阻的血流信号。如在超声下分辨子宫肌壁间妊娠及剖宫产子宫瘢痕妊娠困难，可依靠 MRI，因其软组织分辨率高，能够进一步明确妊娠囊与瘢痕的关系。

（4）合并残角子宫妊娠[34]。残角子宫妊娠的典型超声图像可为妊娠囊位于正常宫腔外，妊娠囊周围有完整肌层环绕，可与子宫分开或有不同宽度的相接，同时仅可见一侧正常宫角内膜，而肌壁间妊娠常可见两侧宫角内膜。患者如既往 B 超确诊残角子宫，可进一步辨别。

3.早孕合并子宫肌瘤（或子宫腺肌瘤）。当宫内合并肌壁间妊娠中肌壁间妊娠物发生退变机化，无正常胚芽及卵黄囊时，就影像学表现需与子宫肌壁间肌瘤及肌瘤变性鉴别；需进一步结合患者既往病史、孕前 B 超等相鉴别。

五、治疗

宫内合并肌壁间妊娠的治疗应根据患者的临床表现、血流动力学是否稳定、孕周和孕囊大小、血 HCG 值及患者生育意愿，结合影像学检查结果，采取个体化的治疗方案。

（一）不保留宫腔内妊娠的宫内合并肌壁间妊娠治疗

宫内合并肌壁间妊娠患者如不保留宫腔内妊娠，宫腔内妊娠物可考虑在 B 超引导下行清宫术或宫腔镜下清宫术。但术前应仔细评估肌壁间妊娠囊大小、B 超提示距子宫浆膜层距离及距宫腔内妊娠囊距离，减少术中发生子宫穿孔或子宫破裂风险，因妊娠期子宫较软，术中注意操作轻柔，控制手术时间，使用麻醉等镇静剂减少患者疼痛感，注意监测患者生命体征。如在清宫过程中发生子宫穿孔或子宫破裂，需紧急行腹腔镜或开腹子宫修补术。待宫腔内妊娠物处理后，按照单纯肌壁间妊娠处理。

1.药物治疗。药物治疗包括全身用药及局部用药，仅在肌壁间妊娠早期推荐使用药物保守治疗，孕囊无胎心搏动或包块直径≤ 2.5 cm、患者一般状况尚可且无子宫破裂风险、无手术意愿，血 HCG 不高等情况下应用可能有效[1]。根据异位妊娠药物保守治疗，可选择的药物有米非司酮、甲氨蝶呤或中药治疗。药物保守治疗期间随时会发生严重的子宫出血，需在有条件进一步处理的医院进行。在药物治疗中须采用经阴道彩超监测异位妊娠囊或包块周围血流信号的变化，定期检测血 HCG 水平，但因合并宫内妊娠囊，即使宫内妊娠囊已行清宫术，但血 HCG 水平仍无法准确反映异位妊娠胚胎的活性，仅能作为参考。

（1）米非司酮。米非司酮可通过竞争孕酮受体，拮抗孕酮活性，从而使绒毛组织发生退变、蜕膜组织发生萎缩性坏死，致胚胎死亡。米非司酮可作为局部化疗或介入治疗后的辅助治疗。国内多与甲氨蝶呤联合应用治疗异位妊娠。

（2）中药治疗。中药用于异位妊娠的保守治疗有数千年的历史，现代临床药理表明某些中药如天花粉、蜈蚣等确实具有杀胚作用。目前认为异位妊娠属"少腹血瘀症"范畴，治疗以活血化瘀为其基本疗法。但还应结合病情的不同阶段和患者的特殊表现辨证用药：包块未破损期以活血化瘀、消症杀胚为主，可适当给予清热解毒如加黄芩、双花、连翘等以预防感染；如病情稳定，胚胎活性降低，包块明显，中药治疗以化瘀消症，破坚散结为主，可加入穿山甲、川牛膝，以加强消症散结效果[35]。但目前中药的治疗通常联合甲氨蝶呤或米非司酮或手术治疗。

（3）甲氨蝶呤。甲氨蝶呤为抗代谢类抗肿瘤药物，是一种叶酸拮抗剂，通过与细胞内二氢叶酸还原酶结合，阻断二氢叶酸转化为具有生物活性的四氢叶酸，抑制嘌呤和嘧啶的合成，从而干扰 DNA、RNA 及蛋白质的合成。妊娠期滋养细胞增生活跃，多处于细胞增殖周期，甲氨蝶呤可抑制滋养细胞分裂增殖，破坏绒毛，使胚胎组织坏死、吸收、机化等。甲氨蝶呤治疗早期肌壁间妊娠的适应证包括：生命体征平稳，血常规、肝肾功能基本正常；不愿意或不适合手术治疗；手术治疗后血 HCG 水平下降缓慢或再次升高，不适合再次手术的患者。用药方式[36]可采取全身单剂量肌内注射甲氨蝶呤（50 mg/m²）。为提高药物浓度，可以考虑在超声引导下行肌壁间妊娠囊内局部注射，能够达到更好破坏绒毛的效果，但应警惕局部穿刺部位出血，引起妊娠囊破裂、大出血等风险。具体操作流程：在超声引导下穿刺进入肌壁间妊娠孕囊内，先抽出囊内液体或部分内容物，局部注射甲氨蝶呤（25~50 mg 甲氨蝶呤溶于 2~4 mL 生理盐水中）[37]。根据血 HCG 值变化，可多次用药，最高剂量可达 200~250 mg[38]。用药后需监测血 HCG 的水平，评估疗效，根据患者病情行 B 超监测，了解包块是否增大，是否有盆腔积血等。治疗过程中，仍需警惕甲氨蝶呤的毒副反应，通常甲氨蝶呤高浓度维持时间越长，其毒性发生率越高，常见为胃肠道反应，如消化道黏膜溃疡、恶心、呕吐，肝肾功能损害，脱发，药物性皮疹，光过敏，甚至骨髓抑制等，严重时危及患者生命。根据现有病例报道，单一药物保守治疗失败率较高，可考虑多种治疗方式联合应用，提高治疗有效率。如手术去除异位妊娠包块后局部注射甲氨蝶呤，以预防持续性异位妊娠的发生。

2.手术治疗。当患者血 HCG 值较高或持续升高，肌壁间孕囊/包块位置特殊，包块较大且有发生子宫破裂风险，血流动力学不稳定者，存在药物治疗禁忌或药物治疗无效者可采取手术治疗。手术治疗方法主要有宫腔内介入治疗，宫腔镜手术，腹腔镜或开腹手术，子宫动脉栓塞术，高强度聚焦超声。可根据患者血流动力学是否稳定，孕周大小，是否有生育要求，子宫损伤大小，手术医院的条件等决定具体手术方式。手术方式分为保守手术即清除异位妊娠病灶，根治性手术即切除子宫。

（1）宫腔内介入治疗。超声引导的宫腔内介入治疗对比腹腔镜及开腹手术是无创、安全、有效的，通常出血少，同时可以避免损伤子宫。具体操作方法是在阴道 B 超下定位孕囊位置，并用超声监测操作，需避开血管，经阴道穹隆或经宫腔内将穿刺针送入孕囊，并穿刺抽吸淡黄色囊液，破坏胎心后，将甲氨蝶呤局部注射于孕囊内杀胚，减少细胞滋养层细胞的分裂增殖。刘亚滨[39]建议在穿刺针外加塑料套管可保护子宫内膜不受损伤，且不影响穿刺针尖的显示，准确到达穿刺目标。套管应采用较硬的、有刻度的塑料管，容易在宫腔内达到指定的位置。但因其对超声定位要求较高，某些肌壁间妊娠因子宫位置、孕囊位置等原因可能穿刺针无法到达孕囊位置导致穿刺失败，故在拟定该手术方案时，需与超声科讨论其穿刺径线，避开血管及周围脏器（如膀胱等）。

（2）宫腔镜手术。宫腔镜检查能够明确宫腔情况，同时对宫腔内妊娠囊行吸引术，而且对于有些肌壁间妊娠物在靠近宫腔或与宫腔存在细小缝隙时，亦可通过缝隙见细小绒毛者，可在腹腔镜监视下行宫腔镜电切，清除宫腔内及肌壁间异位的绒毛组织，将有效避免子宫穿孔或及时进行穿孔子宫的修补。但在进行宫腔镜检查或手术时，因妊娠期子宫较软、血供丰富、血窦开放，应注意控制膨宫压力及手术时间，避免膨宫压力过大，发生子宫破裂、羊水栓塞及空气栓塞。

（3）腹腔镜或开腹手术。

①保守手术。即病灶切除术+子宫修补手术+清宫术，适用于宫内合并肌壁间妊娠早期、生命体征平稳患者，但应注意手术时机的选择。如手术太早，肌壁间妊娠物较小，术中可能无法精准定位；如手术过晚，则在等待过程中发生子宫破裂风险增加。建议术前结合影像学定位。手术方式为于包块突出的部位切开，尽可能全部取出妊娠组织，由于肌壁间妊娠组织易嵌入肌层，分界不清，残留绒毛易发生持续性异位妊娠，可预防性局部注射甲氨蝶呤，降低持续性异位妊娠发生率。术中尽量采取缝合止血方式，在行子宫缝合时采取分层缝合，保持缝合后创面的光滑与平整，减少窦道形成，避免再次发生肌壁间妊娠。手术入路主要是根据术者的经验，包括腹腔镜或开腹手术。腹腔镜手术创伤小，视野好，可全面探查盆腹腔情况；开腹手术缝合技术更扎实。若孕周较大，出血风险较高，建议选择开腹手术[40]。若评估术中出血多，可术前行子宫动脉栓塞术，术中推荐局部使用缩宫素、止血纱局部压迫、Foly尿管暂时阻断子宫动脉以减少出血。

②根治手术。即全子宫或次全子宫切除术，适用于孕周较大、妊娠病灶较大、保守手术治疗失败或发生子宫破裂、子宫受损严重者，需急诊行子宫切除手术。

（4）子宫动脉灌注/栓塞术。一次性将足量药物经子宫动脉灌注入病灶，同时使用明胶海绵颗粒栓塞双侧子宫动脉，减少病灶供血，加快妊娠组织坏死，配合其他治疗手段可有效降低肌壁间妊娠治疗中出血风险及子宫切除风险，从而保留生育功能。有研究表明，应用子宫动脉甲氨蝶呤灌注栓塞术治疗早期肌壁间妊娠，可取得良好效果[41-42]。明胶海绵颗粒2~3周后自行吸收，子宫缺血坏死的风险较小。

3.高强度聚焦超声。高强度聚焦超声可使体外高能超声选择性聚焦在体内靶组织上，产生65 ℃以上的高温，诱发凝固性坏死吸收，同时不影响周围的正常组织。有报道孕 7 周的肌壁间妊娠病例应用高强度聚焦超声联合甲氨蝶呤治疗成功[43]。由于文献报道较少，其可行性有待继续研究和观察。

（二）保留宫腔内妊娠的宫内合并肌壁间妊娠治疗

若患者要求保留宫内妊娠，则情况相对复杂，治疗需根据宫内妊娠囊状态，异位妊娠囊或包块的位置、侵入肌层的范围、与宫内妊娠囊的关系，是否有随访条件等综合考虑。主要针对生命体征平稳，无血流动力学改变，孕周较小，生育期望值较高的患者。术前应仔细评估肌壁间妊娠物的位置，肌层受累情况，与宫腔内妊娠囊的距离，与浆膜层的距离，是否凸出于浆膜面等，治疗主要采取腹腔镜或开腹行肌壁间异位病灶清除术 + 子宫修补术。术中准确定位肌壁间妊娠组织，可联合经阴道超声，监测切口的深度，避免切口过深对宫内妊娠的影响，严密缝合子宫肌层。术后转入产科，纳入高危妊娠管理，最好纳入专项管理，警惕子宫破裂的发生，保证母儿健康。

第二节　宫内合并肌壁间妊娠临床病例

患者，女，23 岁。因 "胚胎移植术后 28 天，超声发现宫角处异常回声 1 小时" 于 2020 年 11 月 26 日入院。入院前 28 天，患者因 "输卵管因素性不孕" 行体外受精 - 胚胎移植术，术中放置卵裂期胚胎 2 枚，术后感轻微恶心、呕吐的早孕反应。术后一直给予黄体酮胶囊 0.2 g 阴道用药，每 8 小时 1 次、地屈孕酮 10 mg 口服，每天 2 次，保胎治疗。平素无腹痛、腹胀，无阴道流血、肛门坠胀感。入院前 1 小时行常规妇科 B 超提示：宫腔内见孕囊 2.6 cm × 2.1 cm × 1.3 cm，其内可见卵黄囊及长约 0.4 cm 胚芽样回声，可见原始心管搏动。底部偏右侧肌层内见大小约 2.1 cm × 1.7 cm 异常不均质稍高回声，内见 1.3 cm × 0.5 cm 孕囊样无回声区，其内见卵黄囊样回声及长约 0.16 cm 胚芽样回声，可见微弱原始心管搏动。考虑宫内外复合妊娠可能，遂立即以 "宫内外复合妊娠" 收治入院。

既往史：1997 年因"肠套叠"行开腹手术；2017 年因"不孕症"行宫腹腔镜手术（具体不详）。2018 年因"乳腺结节"行乳腺纤维瘤手术。

月经史及婚育史：平素月经规律，14 岁初潮，月经周期 28 天，经期 7 天，量中，无痛经。23 岁初婚，既往 G0P0，有生育要求。

查体：体温 36.6 ℃，脉搏 94 次 / 分，呼吸 20 次 / 分，血压 109/74 mmHg，身高 164 cm，体重 55 kg，腹部右旁正中见长约 10 cm 陈旧性手术瘢痕及散在陈旧性腹腔镜手术瘢痕。

妇科查体：外阴发育正常；阴道通畅，见少量白色分泌物；宫颈光滑，常大，无举痛及摇摆痛；子宫后位，饱满，质中，活动可，无压痛；双附件区未扪及明显包块。

超声检查提示：子宫后位，宫体大小约 5.5 cm×6.2 cm×5.1 cm，形态饱满，肌层回声欠均质，宫腔内见孕囊 2.6 cm×2.1 cm×1.3 cm，其内可见卵黄囊及长约 0.4 cm 胚芽样回声，可见原始心管搏动。于底部偏右侧肌层内见大小约 2.1 cm×1.7 cm 异常不均质稍高回声，内见 1.3 cm×0.5 cm 孕囊样无回声区，其内见卵黄囊样回声及长约 0.16 cm 胚芽样回声，可见微弱原始心管搏动，该异常回声与宫腔未见明显相通，周围见完整肌层，彩色多普勒血流成像异常高回声区周边见点状条状血流信号。双卵巢显示，双附件区可见区域反复扫查未见明显异常回声。提示宫内早孕；子宫右侧角外凸实性占位，肌壁间妊娠可能，输卵管间质部妊娠及宫角妊娠不除外（图 7-1、图 7-2、图 7-3）。

因患者对宫内胚胎继续妊娠期待很高，故经辅助生殖中心、超声科及产科会诊评估，并与患者充分沟通后，在经阴道 B 超引导下行腹腔镜肌壁间妊娠物清除术＋子宫修补术。术前半小时给予黄体酮注射液 60 mg，肌内注射，减少手术刺激以致子宫平滑肌收缩。术中见：子宫后位，饱满，子宫右侧角略向外凸出，局部呈紫蓝色，无破口。在 B 超引导下定位选择浆膜凸出位置切开子宫肌层，见孕囊及绒毛（图 7-4、图 7-5、图 7-6）。清除妊娠组织，创面局部缝合。术后患者无腹痛、阴道流血等表现。给予黄体酮注射液 40 mg，肌内注射，每天 1 次，连续一周保胎治疗。术后患者纳入高危妊娠专人管理模式，孕 37^{+1} 周顺利剖宫产，获一活婴。

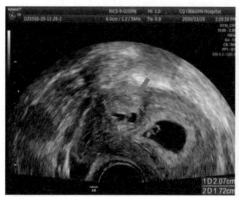

图 7-1　术前妇科 B 超所示

注：红色箭头所指为肌壁间妊娠囊

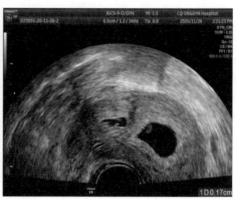

图 7-2　术前妇科 B 超所示

注：红色箭头所指为两孕囊间肌层

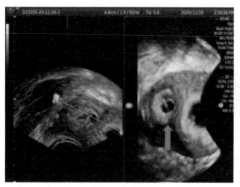

图 7-3　术前妇科三维 B 超所示

注：红色箭头所指为异位妊娠囊

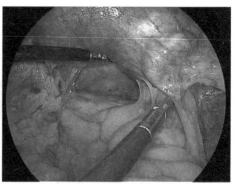

图 7-4　术前腹腔镜所见

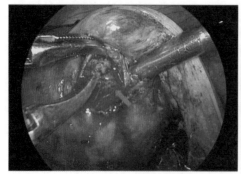

图 7-5　术中腹腔镜所见

注：红色箭头所指为切开子宫肌层后见绒毛

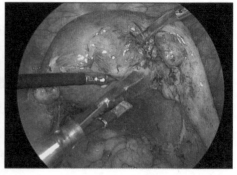

图 7-6　清除绒毛并缝合子宫肌层后腹腔镜所见

参考文献

［1］ 中国医师协会微无创医学专业委员会，向阳，韩丽萍，等．子宫肌壁间妊娠诊治中国专家共识（2024 年版）［J］．中国实用妇科与产科杂志，2024，40（4）：429-434．

［2］ 段海霞，李小娟，朱爱珍，等．体外受精 - 胚胎移植后宫内妊娠合并子宫肌壁间妊娠 1 例文献分析［J］．中华生殖与避孕杂志，2021，41（1）：68-70．

［3］ Richards S R，Stempel L E，Carlton B D．Heterotopic pregnancy：reappraisal of incidence［J］．Am J Obstet Gynecol，142（7）：928-930．

［4］ Perkins K M，Boulet S L，Kissin D M，et al. National ART Surveillance（NASS）Group. Risk of ectopic pregnancy associated with assisted reproductive technology in the United States，2001-2011［J］．Obstet Gynecol，2015，125（1）：70-78．

［5］ 高坚欣，祝文峰，史丹红，等．宫内妊娠合并近宫角子宫肌壁间妊娠 1 例［J］．中国临床解剖学杂志，2009，27（3）：282．

［6］ 张志强．宫内妊娠合并子宫肌壁间妊娠 1 例［J］．实用妇产科杂志，2001（3）：153．

［7］ 钟向英．宫内妊娠合并子宫肌壁间妊娠 1 例临床分析［J］．江苏大学学报（医学版），2003，13（3）：524．

［8］ 潘琼，薛敏，程春霞．宫内妊娠合并子宫肌壁间妊娠保守治疗 1 例［J］．解放军医学杂志，2010，35（6）：717．

［9］ 俞妍雯．宫内妊娠合并子宫肌壁间妊娠破裂 1 例分析［J］．中外医学研究，2013，11（33）：154．

［10］ 李妹燕．宫内妊娠合并子宫肌壁间妊娠破裂一例［J］．中华妇产科杂志，2002（6）：45．

［11］ 陈卫红．宫内妊娠合并子宫肌壁间妊娠一例漏诊分析［J］．临床误诊误治，2004（9）：622-623．

［12］ 夏凤芹．宫内妊娠合并子宫肌壁间妊娠误诊 1 例分析［J］．临床医学，2013，33（4）：107-108．

［13］ 逯蕾，张珂珂．宫内妊娠合并子宫肌壁间妊娠误诊 1 例分析［J］．中国误诊学杂志，2012，12（08）：1782．

［14］ 宋亮，姚强，潘小玲．宫内妊娠合并子宫肌壁间妊娠一例文献分析［J］．中国全科医学，2010，13（21）：2405-2406．

［15］孙玉平.宫内妊娠死胎合并子宫肌壁间妊娠误诊分析［J］.世界中西医结合杂志，2010，5（4）：362.

［16］杨霞，徐冬梅，吕江涛.宫内合并特殊部位复合妊娠5例临床分析并文献复习［J］.中华生殖与避孕杂志，2023，43（11）：1173-1177.

［17］申平，覃庆锋.宫腹腔镜联合诊治宫内妊娠合并子宫肌壁间妊娠1例［J］.中国实用妇科与产科杂志，2019，35（2）：251-253.

［18］Kalra A，Kumar P，Parwan D. Live birth after laparoscopic management of a ruptured myomectomy site pregnancy and unruptured tubal gestation in a double ectopic heterotopic gestation［J］. Minerva Obstet Gynecol，2021，73（2）：268-271.

［19］Lyu J，Sun W，Lin Y. Successful management of heterotopic intramural pregnancy leading to a live birth of the intrauterine pregnancy［J］. J Minim Invasive Gynecol，2018，25（7）：1126-1127.

［20］Panelli D M，Phillips C H，Brady P C. Incidence，diagnosis and management of tubal and nontubal ectopic pregnancies：a review［J］. Fertil Res Pract，2015，1：15.

［21］Chen X，Gao L，Yu H，et al. Intramural ectopic pregnancy：clinical characteristics，risk factors for uterine rupture and hysterectomy［J］. Front Med（Lausanne），2021，8：769627.

［22］Ginsburg K A，Quereshi F，Thomas M，et al. Intramural ectopic pregnancy implanting in adenomyosis［J］. Fertil Steril，1989，51（2）：354-356.

［23］Zhang Q，Xing X，Liu S，et al. Intramural ectopic pregnancy following pelvic adhesion：case report and literature review［J］.Arch Gynecol Obstet，2019，300（6）：1507-1520.

［24］Kirk E，McDonald K，Rees J，et al. Intramural ectopic pregnancy：a case and review of the literature［J］. Eur J Obstet Gynecol Reprod Biol，2013，168（2）：129-133.

［25］屈清华，林奕，雷莉，等.子宫肌壁间妊娠9例临床分析并文献复习［J］.中华生殖与避孕杂志，2020，40（9）：761-766.

［26］Liu M，Zhang X，Geng L，et al. Risk factors and early predictors for heterotopic pregnancy after in vitro fertilization［J］. PLoS One，2015，10（10）：e0139146.

［27］Barnhart K T，Fay C A，Suescum M，et al. Clinical factors affecting the accuracy of ultrasonography in symptomatic first-trimester pregnancy［J］. Obstet Gynecol, 2011, 117（2 Pt 1）: 299-306.

［28］张斌，董虹美，冉素真，等 . 经阴道三维超声对子宫肌壁间妊娠的诊断价值［J］. 临床超声医学杂志，2019，21（1）: 65-67

［29］Shin D S, Poder L, Courtier J, et al. CT and MRI of early intrauterine pregnancy［J］. AJR Am J Roentgenol, 2011, 196（2）: 325-330.

［30］Ban Y, Shen J, Wang X, et al. Cesarean scar ectopic pregnancy clinical classification system with recommended surgical strategy［J］. Obstet Gynecol, 2023, 141（5）: 927-936.

［31］中国优生科学协会生殖道疾病诊治分会，郭瑞霞，薛凤霞，等 . 输卵管间质部妊娠诊治的中国专家共识（2022年版）［J］. 中国实用妇科与产科杂志，2022，38（3）: 290-295.

［32］中华医学会计划生育学分会 . 宫角妊娠诊治专家共识［J］. 中国实用妇科与产科杂志，2020，36（4）: 329-332.

［33］中华医学会妇产科学分会计划生育学组 . 剖宫产术后子宫瘢痕妊娠诊治专家共识（2016）［J］. 全科医学临床与教育，2017，15（01）: 5-9.

［34］Mavrelos D, Sawyer E, Helmy S, et al. Ultrasound diagnosis of ectopic pregnancy in the non-communicating horn of a unicornuate uterus（cornual pregnancy）［J］. Ultrasound Obstet Gynecol, 2007, 30（5）: 765-770.24

［35］曹泽毅，乔杰 . 中华妇产科学［M］. 北京：人民卫生出版社，2023.

［36］Yin X H, Yang S Z, Wang Z Q, et al. Injection of MTX for the treatment of cesarean scar pregnancy: comparison between different methods［J］. Int J Clin Exp Med, 2014, 7（7）: 1867-1872.

［37］Cohen J, Kolanska K, Zanini-Grandon A S, et al. Treatment of intramyometrial pregnancy by in situ injection of methotrexate［J］. J Minim Invasive Gynecol, 2017, 24（3）: 335-337.

［38］王迎曦，李华军，李蓉，等 . 子宫肌壁间妊娠 7 例报告［J］. 中国微创外科杂志，2022，22（8）: 640-645.

［39］刘亚滨，耿洁恩，吴蕊，等 . 宫腔介入治疗子宫肌壁间妊娠三例临床分析［J］. 中华妇产科杂志，2005，40（12）: 851-852.

［40］申丽媛，黄健容，池余刚，等 . 初孕妇女子宫肌壁间妊娠手术治疗 2 例并文献复习［J］. 重庆医科大学学报，2020，45（5）: 701-702.

［41］ Li S，Liu H，Li X，et al. Transfemoral temporary aortic balloon occlusion in surgical treatment of second trimester intramural ectopic pregnancy［J］. J Obstet Gynaecol Res，2016，42（6）：716-718.

［42］樊志文,薛敏.子宫动脉栓塞联合甲氨蝶呤治疗剖宫产瘢痕妊娠的临床研究[J]. 中国实用妇科与产科杂志，2023，39（2）：218-220.

［43］ Peng Y，Dai Y，Yu G，et al. High-intensity focused ultrasound ablation combined with systemic methotrexate treatment of intramural ectopic pregnancy：a case report ［J］. Medicine（Baltimore），2022，101（46）：e31615.

（王　倩）

第八章　宫内合并卵巢妊娠

第一节　宫内合并卵巢妊娠的诊治

一、概述

卵巢妊娠（ovarian pregnancy，OP）是指受精卵在卵巢组织内种植、生长和发育，是一种特殊罕见的异位妊娠，文献报道在自然受孕的女性中卵巢妊娠的发生率为 1/60000~1/2000，其发病率占异位妊娠的 0.5%~3%[1-2]。但实际上卵巢妊娠的发生率可能被低估了，因为一些早期卵巢妊娠被怀疑是输卵管妊娠，这些妊娠在没有腹腔镜验证的情况下进行了医学治疗[2]。宫内合并卵巢妊娠（heterotopic ovarian pregnancy，HOP）更是罕见，随着辅助生殖技术的发展和腹腔镜技术的普及，宫内合并卵巢妊娠散见个案报道。卵巢妊娠其临床表现与输卵管妊娠或黄体破裂相似，无特异性，术前诊断有一定困难。此外，卵巢组织缺乏弹性、血运丰富，胚胎植入之后在早期就容易出现破裂引起腹腔内出血，严重威胁女性生命安全，因此，及时诊断和治疗十分重要。

二、分类

卵巢妊娠指受精卵在卵巢组织内发生着床、生长和发育的过程，由于受精卵在卵巢种植部位的不同，又可分为原发性和继发性两种[3]。原发性卵巢妊娠是指卵子在卵泡内受精，导致卵巢皮质内妊娠的情况；在继发性卵巢妊娠中，受精最初发生在输卵管，然后经输卵管以逆行方式运动，到达并植入卵巢。卵泡内妊娠总是原发的，而卵泡外着床可能是原发或继发的。但在实际工作中，区分原发或继发卵巢妊娠有一定困难，因大多数卵巢妊娠病例在病理检查中没有完整的卵泡结构[4]。临床上所见的卵巢妊娠，绝大多数为原发性卵巢妊娠。对宫内合并卵巢妊娠，无论是原发性还是继发性卵巢妊娠，其临床处理没有差异，最重要的还是早诊断和早治疗。

三、发病机制

卵巢妊娠的病因至今尚未明确。目前有两种可能的机制解释卵巢妊娠。一种观点认为是由于受精卵从输卵管逆行而出并在卵巢着床；另一种观点认为受精卵在卵巢着床与各种排卵障碍有关[5]。

Seinera 等[6]推测，输卵管异位妊娠的传统危险因素与卵巢妊娠无关。但也有研究认为，卵巢妊娠风险增加可能与子宫内膜异位症（endometriosis，EMT）、既往附件手术、盆腔炎病史、不孕史，以及辅助生殖助孕、多囊卵巢综合征（polycystic ovary syndrome，PCOS）和宫内节育器（intrauterine contraceptive device，IUD）等因素有关[7-10]。因盆腔炎、腹腔手术、子宫内膜异位症等可改变盆腔固有结构及微环境状态，并有可能导致卵巢炎症，排卵发生障碍，受精卵在卵巢内着床。现文献报道较多的与卵巢妊娠相关的危险因素主要是辅助生殖助孕和放置宫内节育器。

1. 辅助生殖助孕。随着辅助生殖技术的发展，不孕妇女的临床妊娠率有所提高，与此同时，辅助生殖助孕导致的异位妊娠概率比自然妊娠更高，其中也包括了卵巢妊娠。据报道，体外受精 - 胚胎移植后卵巢妊娠的发生率占所有体外受精妊娠的 0.3%，占所有体外受精异位妊娠的 6%[11]。辅助生殖技术后发生卵巢妊娠的机制是受精胚胎从子宫腔逆行到卵巢表面。Wang 等[4]研究对比了卵巢妊娠、输卵管妊娠和宫内妊娠，发现辅助生殖助孕在卵巢妊娠中更为常见，考虑辅助生殖助孕是卵巢妊娠的危险因素，并提出以下几种理论进行解释：①胚胎移植过程中注射的培养基体积大、压力高，使得胚胎沿输卵管逆行到卵巢上；②胚胎移植时困难，牵拉宫颈，对宫腔的刺激；③卵巢刺激及促排药物使用，高雌激素刺激子宫收缩，促性腺激素刺激卵巢增大，从而促使卵巢妊娠的发展。尽管这些机制都解释了辅助生殖助孕后卵巢妊娠的可能发生机制，但 Zheng 等[12]认为这些机制也没有完全令人信服的证据。在其报道的研究中，以 79 例卵巢妊娠为病例组，5111 例输卵管妊娠为对照组，体外受精 - 胚胎移植和不孕因素在病因学上具有统计学意义，但在回归分析中没有发现相同的结果。样本量不足以显示卵巢妊娠和辅助生殖助孕之间的相关性。此外，Oliveira等[13]报告了2例囊胚移植后卵巢妊娠的病例，1例为原发性卵巢妊娠，1例为复合妊娠，因此提出卵巢妊娠与囊胚移植之间的关联，但因报道案例数量太少，具体是否存在关联性，还有待进一步证实。

2. 放置宫内节育器。宫内合并卵巢妊娠的临床报道较少，对其高危因素的报道更是少见，研究大多是关于单纯卵巢妊娠的高危因素。除辅助生殖助孕外，有研究[5]表明放置宫内节育器是单纯卵巢妊娠的高危因素之一。1970年，Lehfeldt等[14]对45000例使用宫内节育器的女性进行随访，结果发现放置宫内节育器者发生卵巢妊娠的概率是未放置者的6倍，并且使用宫内节育器会显著阻止宫内妊娠（约99.5%）和输卵管妊娠（约为95%）的发生，但对卵巢妊娠却没有明显阻止作用。Zhu等[5]指出放置宫内节育器是卵巢妊娠的关键危险因素，宫内节育器促进前列腺素的分泌，使输卵管发生逆蠕动，导致受精卵逆行种植在卵巢内，同时降低输卵管的拾卵作用，使卵巢受孕概率增加。有研究[2]对比了卵巢妊娠、输卵管妊娠和宫内妊娠患者中使用宫内节育器的情况，结果发现卵巢妊娠组占14.07%（19/135）、输卵管妊娠组占3.61%（10/277）、宫内妊娠组占4.91%（14/285），表明使用宫内节育器的女性更有可能患有卵巢妊娠。宫内节育器作用的主要机制是异物在宫腔内产生持续的无菌炎症反应，因而一些研究者推测，宫内节育器可能会增加使用者感染的易感性，增加盆腔炎性疾病的风险，从而导致卵巢妊娠的发生风险增加。

但因卵巢妊娠的发生概率较低，病例较少，上述因素都是基于案例报道和回顾性病例对照研究而提出，目前，卵巢妊娠的具体发病机制和病因尚有争议，确切危险因素仍有待进一步研究确定[12]。

需要注意的是，宫内外复合妊娠也可能在没有风险因素的情况下发生[15]。某项文献综述指出[16]，约29%的宫内外复合妊娠病例没有危险因素，71%至少有一个危险因素，10%有三个或更多危险因素。因此，危险因素是考虑宫内外复合妊娠的一个方面，但没有危险因素者，也不能忽视存在宫内外复合妊娠发生的可能。

四、临床表现

宫内合并卵巢妊娠的临床表现与输卵管妊娠类似，常表现为停经后或辅助生殖助孕后出现腹痛、阴道流血。卵巢表面无腹膜覆盖，生发上皮下仅一层纤维组织膜，无平滑肌层，而且血供丰富，孕卵在此着床，容易在早期发生破裂，引起大出血。另排卵后的黄体为囊性结构，孕卵植于这样的组织后，绒毛侵蚀血管，故发生破裂的时间一般比输卵管妊娠早。有文献报道，在发现卵巢妊娠的患者中，平均孕周为 6 周，最常见的主诉为急性腹痛，占 93%，其次为阴道流血，占 71%[17]。国内学者刘持稳等[18]的报道与之类似，在卵巢妊娠患者中，平均停经天数约 40 天，多数表现为下腹痛（77.78%），少数阴道流血，症状与输卵管妊娠相似。对辅助生殖助孕患者，因随访严密，也有患者无症状，在常规超声检查中发现。因卵巢组织较输卵管组织更缺乏子宫蜕膜样环境，表面仅有一层纤维组织，扩张空间小，卵巢妊娠在发展到胚芽前就已破裂，且卵巢血供丰富，一旦破裂，发生大出血的风险极大。在临床上，也有部分患者表现为急性腹腔内出血而急诊就诊，如面色苍白、腹痛腹胀、肛门坠胀、晕厥、心动过速或低血压等。此外，卵巢妊娠患者中出现腹腔内出血导致循环衰竭的概率为 7.14%~15.49%[2, 5]，发生出血性休克的概率通常高于输卵管妊娠，手术时观察到腹腔积血量也明显高于输卵管妊娠[2]。与输卵管妊娠相比，异位妊娠破裂在卵巢妊娠中更为常见（54.07% 和 37.78%），手术时孕周也更早 [（5.84±1.89）周和（7.02±1.93）周][2]。

虽临床上常见的腹痛和阴道流血等症状在对宫内合并卵巢妊娠的诊断中没有特异性，但患者如果出现腹痛、子宫增大、腹膜刺激征和附件肿块时，应对此诊断进行怀疑。特别还需注意的是，妊娠早期腹痛最常见的鉴别诊断如流产、合并宫内妊娠的黄体破裂，辅助生殖助孕后卵巢过度刺激综合征和附件扭转，以及非妇科原因的疾病，如阑尾炎、胆囊炎、肠梗阻或胰腺炎，也应注意排除。

五、诊断及鉴别诊断

宫内合并卵巢妊娠由于症状和体征，如腹痛、阴道流血、腹腔内出血所致腹膜刺激征与宫内合并输卵管妊娠、卵巢囊肿破裂或黄体破裂相似，在术前经常被误诊。由于卵巢扩展空间小，血供丰富，常出现异位妊娠病灶破裂导致腹腔内大出血而成为危及患者生命的妇科急症。本病发生率低，术前诊断具有挑战性，确切的诊断很大程度取决于术中及组织病理学诊断。

1.超声诊断。随着超声技术的发展，超声可发现妊娠 5.5~6 周及以后的孕囊[19]，宫内合并卵巢妊娠的术前诊断主要依靠超声诊断，宫内妊娠的超声诊断并不困难，主要是卵巢妊娠的超声诊断。宫内合并卵巢妊娠的超声表现为：在宫内探及妊娠囊的同时，附件区探及卵巢妊娠的影像学特征。卵巢妊娠典型的影像学特征为卵巢内或表面的囊性回声，周边环形高回声包绕，若卵巢妊娠包块内见卵黄囊或者胚胎组织，则诊断成立，但这种典型病例并不多见。有文献报道，卵巢妊娠术前准确诊断很困难，其诊断准确率仅为 5.3%~25%[20]。非典型的卵巢妊娠超声表现为一侧附件区混合回声包块，形态不规则，因破裂血凝块与周围混合，卵巢组织被包裹覆盖很难显示清楚其轮廓，彩色多普勒血流信号也无特殊征象，超声影像与输卵管妊娠相似。

国内学者胡香英等通过超声对卵巢妊娠进行分型[21]。Ⅰ型（卵巢内型）：卵巢内部见完整的胚囊结构，胚囊内有时还可见卵黄囊和胚芽或卵巢内部见不均质强回声，内可见较丰富血流，盆腔未见明显游离液体或极少量游离液体。Ⅱ型（卵巢表面型）：卵巢表面稍向外凸起异常回声，与卵巢同步运动，异常回声内见完整的胚囊结构或见不均质强回声。Ⅲ型（附件区杂乱回声型）：附件区见杂乱不均质回声，其内可测及或未测及正常卵巢组织回声和（或）完整的胚囊结构，胚囊内有时还可见卵黄囊，盆腹腔常见多量游离液体。

具有典型的卵巢妊娠超声影像学表现的患者在临床上并不多见，Ⅰ型病灶在卵巢内部，易与黄体混淆。卵巢妊娠与黄体的鉴别要点在于[21]：黄体的环状结构回声通常低于卵巢组织，壁较薄，卵巢妊娠的环状结构回声通常高于卵巢组织，壁较厚，但是两者也有重叠部分，卵巢妊娠常伴有同侧黄体，如果此时卵巢组织中同时存在黄体和妊娠囊样强回声光环，则有助于影像诊断为卵巢妊娠。

此外，卵巢妊娠与输卵管妊娠的鉴别诊断是另一个难点[21]，Ⅱ型病灶在卵巢表明，病灶与卵巢包膜相延续，超声检查时可发现正常卵巢组织回声，因病灶稍向外隆起，易误诊为输卵管妊娠。但输卵管妊娠病灶与卵巢只是紧贴，两者包膜无延续性，病灶周围常可见输卵管的管性结构，在腹部轻微施压力可见病灶与卵巢的交替运动，而卵巢妊娠时见其同步运动。另外，彩色多普勒血流成像显示卵巢妊娠中病灶与卵巢血流的连续性，而在输卵管妊娠中是不连续的。Ⅲ型卵巢妊娠为破裂型，此型为妊娠物、卵巢、凝血块混合，超声图像为杂乱回声包块，与输卵管妊娠不易鉴别。此型若能探测到卵巢、妊娠物，并见其紧密联系性和血流的连续性，则对卵巢妊娠的诊断有一定倾向性，但仍较难鉴别。

宫内合并卵巢妊娠为临床上罕见的复合妊娠，大部分个案术前并没有确切诊断，而仅诊断为"宫内妊娠，合并附件区异常包块，伴有腹腔内出血"，通常需根据术中所见及术后病理修正诊断[15, 22]。

2. 腹腔镜诊断。由于卵巢妊娠术前超声诊断有一定困难，在加拿大妇产协会发表的非输卵管异位妊娠的管理指南中指出[23]，卵巢妊娠通常要腹腔镜进行诊断。宫内合并卵巢妊娠的腹腔镜诊断，大部分并非单纯用于诊断，而且在术前超声诊断为宫内外复合妊娠，或合并有腹腔内出血的情况下行腹腔镜治疗时，在手术治疗中发现异位妊娠的包块为卵巢妊娠，继而同时诊断宫内外复合妊娠为宫内合并卵巢妊娠[15, 22]。

3. HCG 检测。如果没有宫内妊娠，监测血 HCG，在异位妊娠的诊断中可做一定参考。然而，宫内妊娠也会导致血清 HCG 水平升高，从而导致宫内外复合妊娠诊断困难。此外，监测血 HCG 加倍率并不能帮助诊断，因为高达 17% 的异位妊娠具有正常的加倍率。也不建议测量孕酮水平，因为低孕酮水平无法区分发育不良的宫内妊娠和异位妊娠，高水平不能排除异位妊娠的存在[24]。

4. 病理学诊断。因卵巢妊娠的术前超声诊断率较低，主要是术中及术后病理诊断。1878 年德国妇产科医生 Spiegelberg 便提出了有关卵巢妊娠的病理学诊断标准，该标准主要包括：①输卵管及其纤毛必须完整，并与卵巢分离；②妊娠胚囊位于卵巢组织内；③妊娠囊通过卵巢固有韧带与子宫相连；④组织学上证实胚囊壁上存在着一定的卵巢组织。在这 4 个标准中，卵巢上存在囊胚是诊断卵巢妊娠的必要条件之一。但有学者提出[4]，这个条件太过苛刻，因为在附件异位妊娠的标本中，典型的妊娠囊往往缺失或不明显。这可能是由于疾病的自然发展过程，如胚胎发育迟缓或缺失；或是由于治疗干预，如甲氨蝶呤等杀胚剂的使用等。总体而言，不到20%的输卵管异位妊娠含有囊胚，即使在宫内妊娠中，估计也只有部分流产标本含有胚囊。临床上，大多数卵巢妊娠表现为卵巢肿块破裂并伴有腹腔内出血，标本通常有出血和水肿，表面有粘连。此外，局部反应性纤维包裹，盆腔炎、病理取样等均有可能降低发现囊胚的可能性。这些因素都导致不符合 Spiegelberg 标准。因此，卵巢妊娠发病率可能被严重低估或诊断不足。因此有研究[4]提出应修订原发性卵巢妊娠的诊断标准为：当输卵管完全不受影响时，任何妊娠证据，包括卵巢内的绒毛和/或着床部位，都可以确定卵巢妊娠的诊断，而囊胚的存在不是必需的。修正后的标准有助于更准确地诊断卵巢妊娠，优化临床管理。

六、治疗

宫内合并卵巢妊娠的治疗与宫内妊娠的状态密切相关，若宫内妊娠孕囊胎心搏动消失或患者无保留宫内妊娠意愿，治疗方案以如何安全、有效地清除异位妊娠病灶为主。若宫内孕囊胎心搏动良好，治疗的主要目的是保留宫内妊娠并降低手术操作对宫内妊娠的伤害。

（一）非手术治疗

宫内合并卵巢妊娠的治疗中，患者血流动力学稳定，也可以考虑期待或药物治疗等非手术治疗。当需要考虑保留宫内妊娠时，宫内合并卵巢妊娠非手术治疗使用的药物应该是对宫内妊娠没有影响的，而如甲氨蝶呤具有致畸作用，在有宫内妊娠时，最好尽量避免使用。目前报道比较多的方案是在超声引导下注射氯化钾或高渗葡萄糖液[15, 25]。非手术保守治疗没有手术创伤，但不足之处是异位妊娠病灶未完全去除，在孕期仍有破裂出血风险，以及在穿刺注射给药时存在局部感染等风险。另外，考虑穿刺减胎保守治疗时，从技术上讲，只有当异位妊娠孕囊清晰可见时，才能尝试使用。宫内合并卵巢妊娠的期待及药物保守治疗的报道非常少，可能与案例较少有关，也可能与术前超声诊断率比较低有关。另外，因卵巢组织较输卵管组织更缺乏子宫蜕膜样环境，表面仅有一层纤维组织，扩张空间小，卵巢妊娠在发展到胚芽前就已破裂且卵巢血供丰富，一旦破裂大出血风险大。因此，宫内合并卵巢妊娠患者，可能在异位妊娠病灶还未出现典型孕囊时就已经出现破裂出血，导致这部分患者没有期待及药物保守治疗的机会。此外，现随着手术治疗的成熟，有条件者非手术治疗一般不作为首选，大多会选择积极手术清除异位妊娠病灶。

（二）手术治疗

Zheng 等[12]研究表明，卵巢妊娠患者在手术过程中通常会出现大量腹腔积血、继发贫血，甚至失血性休克，这可能会导致输血和住院时间延长。一项研究[26]回顾了 12 例卵巢妊娠病例，结果显示平均失血量为 730 mL，41.67%的患者腹腔积血 ≥ 500 mL。另一病案系列报道[27]，包括 1971—2013 年治疗的 46 例卵巢妊娠患者，也发现手术期间平均失血量很高。尽管卵巢妊娠的保守治疗（期待疗法、注射高渗葡萄糖等）在部分报告中取得了成功[28-29]，但尚未成为主流，目前仍建议对疑似病例及时进行手术，以减少出血及输血风险。

卵巢妊娠的手术治疗方案通常为卵巢部分楔形切除术及妊娠物切除术，还有较少见的卵巢切除术。加拿大妇产协会发布的非输卵管异位妊娠的管理指南提出[23]，最好采用手术对卵巢妊娠进行确诊。对高度怀疑卵巢妊娠且有内出血征象的患者，腹腔镜手术是首选的诊断及治疗方法。宫内合并卵巢妊娠因异位妊娠病灶位于卵巢，与宫角妊娠、瘢痕妊娠等和子宫关系密切的异位妊娠不同，手术创面几乎不影响子宫，并且现腹腔镜手术技术在异位妊娠中的应用已非常成熟，对于妊娠子宫的牵拉和刺激轻微，对盆腔内环境干扰较小，在妊娠早中期应用的安全性已得到越来越多的研究证实。美国胃肠内镜外科医师协会（The Society of American Gastrointestinal Endoscopic Surgeons，SAGES）于2017 年发布 SAGES 妊娠期腹腔镜使用指南[30]，提出腹腔镜治疗中 CO_2 气腹压力为 10~15 mmHg 时对妊娠患者是安全的。且随访研究显示，孕早期接受腹腔镜手术孕妇分娩的胎儿未发现远期不良结局。因此，对术前高度怀疑宫内合并卵巢妊娠的患者，建议腹腔镜手术治疗。

手术治疗涉及多学科，应在麻醉科、妇科、产科、生殖中心进行多学科讨论，手术应由有经验的医生施术，术中应注意减少对子宫的触碰，以免诱发宫缩，尽量避免或减少电器械的使用，有条件者可使用超声刀，术中注意彻底止血，避免留置引流管，术中冲洗注意使用温盐水，尽量缩短手术时间[31]。当然，实际临床上，可能大部分宫内合并卵巢妊娠患者，并没有达到术前诊断，而是在腹腔治疗时同时诊断。由于患者均为育龄期妇女，手术过程中应尽量保留卵巢组织。术中应根据病灶的大小、正常卵巢组织的多少行卵巢异位妊娠病灶切除术或卵巢部分楔形切除术。此外，应尽可能避免手术操作本身对卵巢组织造成的损伤，应在一定程度上对卵巢功能进行有效保护。需要注意的是，妊娠期行卵巢手术，要考虑到对卵巢黄体的影响，术后需注意宫内妊娠的保胎治疗，术后需注意加强黄体支持，推荐孕激素治疗维持至 12 周及以上。

第二节　宫内合并卵巢妊娠临床病例

患者，女，25 岁，因"胚胎移植术后 35 天，腹痛 2 小时"于 2023 年 11 月 27 日入院。35 天前患者行辅助生殖助孕，移植鲜胚 2 枚。放胚术后 14 天，查血 HCG 为 405.9 IU/L。放胚后 28 天，患者常规彩超复查提示：宫腔内见大小约 2.3 cm×2.3 cm×1.1 cm 孕囊样回声，其内见卵黄囊样回声及长约 0.3 cm 胚芽样回声，可见原始心管搏动，双侧卵巢显示，反复扫查双附件可见区域未见明显异常回声。超声提示宫内早孕。予门诊随访。入院前 2 小时，患者出现小腹疼痛，可忍受，伴肛门坠胀，无阴道流血、流液，无头晕、心悸、乏力，无恶心、呕吐等不适，就诊后急诊彩超（图 8-1）提示：宫腔内见大小约 3.0 cm×2.9 cm×1.9 cm 孕囊样回声，其内见卵黄囊样回声及长约 1.3 cm 胚芽样回声，可见原始心管搏动。左侧卵巢大小约 3.6 cm×1.9 cm，右侧卵巢大小约 5.5 cm×2.8 cm，其内均可见大小不等多个类圆形无回声，无回声区内透声差，于右侧卵巢内另见大小约 1.7 cm×1.7 cm 异常不均质回声区，边界不清，内见大小约 1.1 cm×0.9 cm 孕囊样无回声区，内见卵黄囊样回声以及长约 0.29 cm 胚芽样回声，可见原始心管搏动；子宫后方见范围约 5.2 cm×2.7 cm 游离无回声区，透声差，内见大小约 4.6 cm×2.2 cm 不均质稍高回声，超声提示宫内早孕，超声孕周约 7$^+$ 周；右卵巢增大，其内孕囊样回声，考虑卵巢妊娠；

盆腔积液，其内不均质稍高回声，考虑凝血块。门诊立即以"宫内外复合妊娠"收入住院。

既往史：2018 年因阑尾炎于某医院行腹腔镜下阑尾切除术。2021 年因异位妊娠于某医院行腹腔镜下妊娠物清除术。

月经及婚育史：月经初潮 15 岁，月经周期 28 天，经期 4~5 天，月经量中，痛经，VAS 疼痛评分 3 分以下，既往 G1P0，2021 年异位妊娠 1 次。现存冻胚 3 枚。

查体：体温 36.2 ℃，脉搏 98 次 / 分，呼吸 20 次 / 分，血压 109/63 mmHg，身高 170 cm，体重 51 kg，BMI 17.64 kg/m^2。全腹软，腹部可见腹腔镜陈旧性瘢痕组织，右下腹轻微压痛，无反跳痛，肌紧张。

妇产查体：外阴发育正常；阴毛分布正常；阴道通畅，黏膜光滑，内见少许褐色分泌物；宫颈光滑，有轻微举痛及摇摆痛；宫体前位，软，增大如 1$^+$ 月孕大；右附件区稍增厚，有轻微压痛；左附件区未扪及异常。

入院经后穹隆穿刺抽出不凝血，考虑复合妊娠伴有腹腔内出血。与患者沟通病情后，当日在全身麻醉下行腹腔镜探查术，术中见：子宫大小约 1$^+$ 月孕大小，表面光滑。双侧输卵管外观形态正常，均可见正常伞结构。左卵巢外观形态大小正常。右卵巢大小正常，表面外凸大小约 2.0 cm × 1.5 cm 暗红色占位包块（图 8-2、图 8-3），表面可见血凝块附着，未见活动性出血。盆腔积血及血凝块约 50 mL。行右卵巢异位妊娠病灶切除术（术后所见如图 8-4 所示），标本装袋取出后，见绒毛组织。术后病检结果：血凝块及绒毛组织。围手术期予头孢呋辛钠 1.5 g，每日 2 次，静脉滴注预防感染治疗。术后给予口服地屈孕酮 10 mg，每 8 小时 1 次；黄体酮 40 mg，每日肌注 1 次，黄体支持保胎治疗。

术后第 1 天复查 HCG 为 204514 IU/L、孕酮 >40.00 ng/mL。

术后第 7 天，患者无腹痛，阴道偶有少许血性分泌物，复查妇科彩超（图 8-5）提示：宫腔内见大小约 4.8 cm × 3.5 cm × 2.6 cm 孕囊样回声，其内见卵黄囊样回声及长约 1.7 cm 胚芽样回声，可见原始心管搏动。双卵巢显示，双附件可见区域反复扫查未见明显异常回声。彩超提示宫内早孕，孕囊旁见范围约 2.1 cm × 1.1 cm 不规则无回声区，透声差，考虑积血可能。予办理出院后继续给予孕激素黄体支持治疗。

术后第 18 天患者返诊复查彩超提示：宫腔内见大小约 5.5 cm × 4.7 cm ×

3.2 cm 孕囊样回声，其内见卵黄囊样回声及长约 3.3 cm 胚芽样回声，可见原始心管搏动，孕囊旁见少许不规则无回声区，双侧卵巢显示，反复扫查双附件可见区域未见明显异常回声。超声提示宫内早孕。

　　孕期产科建档案正规产检，整个孕期经过尚顺利，于孕 39^{+5} 周足月顺产，新生儿 3350 g，母儿结局良好。

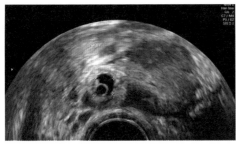

图 8-1　宫内合并卵巢妊娠术前超声图像

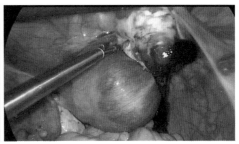

图 8-2　宫内合并卵巢妊娠术中所见 1

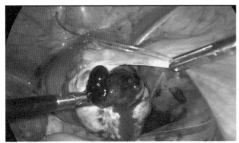

图 8-3　宫内合并卵巢妊娠术中所见 2

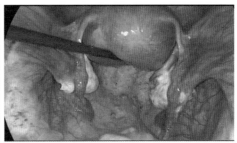

图 8-4　宫内合并卵巢妊娠，行卵巢妊娠病灶清除术后

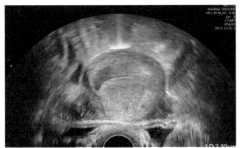

图 8-5　宫内合并卵巢妊娠术后第 7 天超声图像

参考文献

［1］ Zoukar O，Zouari I，Jemaa Y，et al. La grossesse ovarienne à propos d'un cas et revue de la littérature［Ovarian pregnancy case study and literature review］［J］. Pan Afr Med J，2021，40：208.

［2］ Li H，Liu Y，Yang Y，et al. Clinical analysis of women with ovarian pregnancy：a retrospective case-control study［J］. BMC Pregnancy Childbirth，2022，22（1）：768.

［3］ Melcer Y. Maymon R，Vaknin Z，et al. Primary ovarian ectopic pregnancy：still a medical challenge［J］. J Reprod Med，2016，61（1-2）：58-62.

［4］ Wang Y，Chen H，Zhao M，et al. Primary ovarian pregnancy：a case series and analysis［J］. Int J Gynecol Pathol，2019，38（1）：85-91.

［5］ Zhu Q，Li C，Zhao W H，et al. Risk factors and clinical features of ovarian pregnancy：a case-control study［J］. BMJ Open，2014，4（12）：e006447.

［6］ Seinera P，Gregorio A D，Arisio R，et al. Ovarian pregnancy and operative laparoscopy：report of eight cases［J］. Hum Reprod，1997，12（3）：608-610.

［7］Grimes H G，Nosal R A，Gallagher J C. Ovarian pregnancy：a series of 24 cases［J］. Obstet Gynecol，1983，61（2）：174-180.

［8］ Raziel A，Schachter M，Mordechai E，et al. Ovarian pregnancy-a 12-year experience of 19 cases in one institution［J］. Eur J Obstet Gynecol Reprod Biol，2004，114（1）：92-96.

［9］ Shiau C S，Hsieh C L，Chang M Y. Primary ovarian pregnancy［J］. Int J Gynaecol Obstet，2007，96（2）：127.

［10］ Tinelli A，Hudelist G，Malvasi A，et al. Laparoscopic management of ovarian pregnancy［J］. JSLS，2008，12：169-172.

［11］ Hasegawa L，Nascu P，McNaught J. Ovarian ectopic pregnancy as IVF complication：first report in a gestational carrier［J］. Case Rep Obstet Gynecol，2018，2018：8190805.

［12］ Zheng J H，Liu M D，Zhou X J，et al. An investigation of the time trends，risk factors，role of ultrasonic preoperative diagnosis of 79 ovarian pregnancy［J］. Arch Gynecol Obstet，2020，302（4）：899-904.

［13］ Oliveira F G，Abdelmassih V，Costa A L，et al . Rare association of ovarian implantation site for patients with heterotopic and with primary ectopic pregnancies after ICSI and blastocyst transfer［J］. Hum Reprod，2001，16（10）：2227-2229.

［14］ Lehfeldt H T，Gorstein F. Ovarian pregnancy and the intrauterine device［J］. Am Obstet Gynecol，1970，108（7）：1005-1009.

［15］ Ramalho I，Ferreira I，Marques J P，et al. Live birth after treatment of a spontaneous ovarian heterotopic pregnancy：a case report［J］. Case Rep Womens Health，2019，24：e00144.

［16］ Nargund A，Majumdar S，Stokes I. Heterotopic pregnancy after spontaneous conception［J］. J Obstet Gynaecol，2013，33（4）：425.

［17］ Goyal L D，Tondon R，Goel P，et al. Ovarian ectopic pregnancy：a 10 years' experience and review of literature［J］. Iran J Reprod Med，2014，12（12）：825-830.

［18］ 刘持稳，姜丽，吴翊群，等. 卵巢妊娠的临床特点及文献复习［J］. 现代妇产科进展，2024，33（3）：216-218.

［19］ Jenayah A A，Abdallah M W. Ovarian pregnancy：an ultrasound challenge［J］. Pan Afr Med J，2019，33：196.

［20］ Andrade A G，Rocha S，Marques C O，et al. Ovarian ectopic pregnancy in adolescence［J］. Clinical Case Reports，2015，3（11）：912-915.

［21］ 胡香英，应伟雯，赵梅. 经阴道超声诊断卵巢妊娠价值的初步探讨［J］. 中华超声影像学杂志，2004，13（12）：916-918.

［22］ Hong Y H，Kim H，Kim S K，et al. A case of heterotopic ovarian pregnancy after in vitro fertilization：early diagnosis and single-port access conservative laparoscopic treatment［J］. Gynecol Minim Invasive Ther，2021，10（1）：57-60.

［23］ Po L，Thomas J，Mills K，et al. Guideline No. 414：management of pregnancy of unknown location and tubal and nontubal ectopic pregnancies［J］. J Obstet Gynaecol Can，2021，43（5）：614-630.

［24］ Chan A J，Day L B，Vairavanathan R. Tale of 2 pregnancies：heterotopic pregnancy in a spontaneous cycle［J］. Can Fam Physician，2016，62（7）：565-567.

［25］ Kamath M S，Aleyamma T K，Muthukumar K，et al. A rare case report：ovarian heterotopic pregnancy after in vitro fertilization［J］. Fertil Steril. 2010，94（5）：1910.

［26］ Odejinmi F，Rizzuto M I，Macrae R，et al. Diagnosis and laparoscopic management of 12 consecutive cases of ovarian pregnancy and review of literature［J］. Minim Invasive Gynecol，2009，16（3）：354-359.

［27］ Melcer Y，Smorgick N，Vaknin Z，et al. Primary ovarian pregnancy：43 years experience in a single institute and still a medical challenge［J］. Isr Med Assoc J，2015，17（11）：687-690.

［28］ Luigi G D，Patacchiola F，Posta V L，et al. Early ovarian pregnancy diagnosed by ultrasound and successfully treated with multidose methotrexate. A case report［J］. Clin Exp Obstet Gynecol，2012，39（3）：390-393.

［29］ Delplanque S，Le Lous M，Flevin M，et al. Effectiveness of conservative medical treatment for non-tubal ectopic pregnancies：a multicenter study［J］. J Gynecol Obstet Hum Reprod，2020，20：101762.

［30］ Pearl J P，Price R R，Tonkin A E，et al. SAGES guidelines for the use of laparoscopy during pregnancy［J］. Surg Endosc，2017，31（10）：3767-3782.

［31］ 中国优生科学协会生殖道疾病诊治分会，中国优生科学协会肿瘤生殖学分会，薛凤霞，等. 复合妊娠诊治中国专家共识（2022年版）［J］. 中国实用妇科与产科杂志，2022，38（12）：1207-1214.

（杨　霞）

第九章　宫内合并腹腔妊娠

第一节　宫内合并腹腔妊娠的诊治

一、概述

腹腔妊娠（abdominal pregnancy，AP）是一种较罕见的异位妊娠，是指胚胎或胎儿位于输卵管、卵巢及阔韧带以外，种植于腹腔内的妊娠[1]，其发病率为 1/10000，约占所有异位妊娠的 0.92%，导致孕产妇死亡率约为 0.51%，是其他异位妊娠孕产妇死亡率的 7.7 倍，术前诊断率约 1/9[2]。腹腔妊娠在早孕期容易发生漏诊及误诊，发展至妊娠 20 周后称为中晚期腹腔妊娠（advanced abdominal pregnancy，AAP）。

腹腔妊娠分为原发性腹腔妊娠及继发性腹腔妊娠，其中原发性腹腔妊娠是指双侧输卵管及卵巢未见异常，无近期妊娠证据；无子宫腹膜瘘形成；妊娠仅存在于腹腔内，无其他部位妊娠证据。既往研究表明最常见的原发性腹腔妊娠部位为直肠子宫陷凹，约占 55%[3]，妊娠物可以种植于腹腔的任何部位，另有个案报道了罕见的原发性腹腔妊娠，包括位于肝、脾等处妊娠[4-5]。继发性腹腔妊娠多见于输卵管妊娠流产或破裂后，也可见于卵巢、子宫妊娠破裂后，胚胎落入腹腔，种植于腹膜或邻近脏器表面妊娠。

宫内合并腹腔妊娠是指宫内妊娠合并腹腔妊娠，其发病率更低，目前仅见个案报道。自 1957 年商树民首次[6]报道了 1 例宫内妊娠合并腹腔妊娠，据不完全统计，国内至今报道了 7 例[6-12]，国外报道了 5 例[13-17]，其中有 3 例因早孕期漏诊异位妊娠致腹腔内出血；3 例在孕晚期或生产时才发现为宫内合并腹腔妊娠。在这些报道中，也有罕见的同时获得双胎妊娠的病例。Momtahan[14]

报道了 1 例孕 36^{+4} 周宫内合并腹腔妊娠的患者，经剖宫产获得 2 活胎，但因腹腔妊娠的胎盘附着于右侧附件、盲肠和右侧盆腔导致严重的渗血，经止血、大量输血后，出血逐渐停止，母婴健康出院。值得一提的是，赖顺招[11] 报道 1 例宫内合并腹腔妊娠，妊娠至足月，宫内胎儿经阴道分娩，腹腔内胎儿行剖宫产术，两胎儿均存活，母亲无并发症出现。

二、发病机制

腹腔妊娠的发病机制复杂，至今仍未阐明，可能与以下因素有关。①输卵管功能异常：如输卵管炎症、输卵管妊娠史或手术史、输卵管发育不良或功能异常等[18]，可能与继发性腹腔妊娠密切相关。②反复人工流产、性传播疾病，放置宫内节育器、盆腔手术史均可导致急、慢性盆腔炎，从而导致盆腔结构改变、盆腔粘连等，从而增加腹腔妊娠的风险。③促排卵治疗及辅助生殖技术的开展，移植胚胎的数量越多，复合妊娠的可能性越大，宫内合并腹腔妊娠的可能性也越大。2020 年 Pi 等[19] 对 2015—2018 年的 22 例行辅助生殖技术发生宫内外复合妊娠的患者进行回顾性研究，发现体外受精 - 胚胎移植时，移植胚胎数 ≥ 2 个者，宫内外复合妊娠的风险将增加 23.253 倍（OR=23.253，95%CI 1.804~299.767）。新鲜周期胚胎移植时，单纯异位妊娠率明显高于冻融胚胎移植[20]。④与生活习惯相关，吸烟、饮酒等可能通过影响受精卵质量和运行，增加腹腔妊娠的发病率[12]。⑤原发性腹腔妊娠的发生可能与腹膜有子宫内膜异位病灶相关。

三、临床表现

宫内合并腹腔妊娠的症状与一般的异位妊娠相似，可表现为停经、腹痛、阴道流血的一般症状，在李欣哲[12]研究的 33 例孕囊种植于盆腔的早孕期腹腔妊娠患者中，停经时间 ≥ 35 天、下腹痛、少量阴道流血者分别占 93.8%（30/32）、93.9%（31/33）、69.7%（23/33）。若异位孕囊位置特殊，如位于肝脏、脾脏，可能有上腹部的隐痛不适，也可有部分患者无明显症状。因临床症状无特异性，一些特殊部位（肝脏、脾脏等）的异位妊娠或因盆腔粘连、肠管遮挡等情况，在早孕期易发生漏诊，待腹腔妊娠破裂时出现腹部疼痛、恶心、呕吐、心慌、四肢乏力，在手术过程中发现病灶位于腹腔内而确诊。需特别注意的是，一些宫内合并腹腔妊娠的患者，因早期超声漏诊腹腔妊娠，宫内妊娠已行人工流产，术后出现下腹隐痛不适或持续性阴道流血，复查 B 超无异常，此时可能诊断为子宫复旧不全或人流术后盆腔炎等[9]，易导致患者在孕早期出现异位妊娠破裂或妊娠至中晚期才被发现。故人工流产术后需关注患者月经复潮情况，如为促排卵、辅助生殖助孕或有输卵管手术史、盆腔炎病史者需密切随访血 HCG 水平。中晚期宫内合并腹腔妊娠临床上更为少见，胎动时孕妇常感不适或疼痛，临产后可表现为一胎顺产后，另一胎胎头持续性高浮，宫缩消失，手探宫腔，未扪及胎儿及附属物[13]。

在早孕期妇科检查时可扪及增大的子宫和升高的宫底，若合并腹腔妊娠破裂时可发生心率增快、血压下降，全腹膨隆，腹部压痛，反跳痛，伴肌紧张，移动性浊音阳性，妇科查体宫颈举摆痛、摇摆痛，部分病例可于附件区扪及不规则包块，伴有压痛，后穹隆穿刺或腹腔穿刺可抽出暗红色的不凝血。孕中晚期查体腹部膨隆，腹壁可扪及清晰的胎儿肢体，胎动时可能有疼痛感，胎位异常多为横位，超声多普勒检测可听到双胎心及母体的血管杂音。

四、诊断及鉴别诊断

（一）诊断

宫内合并腹腔妊娠中宫内妊娠经超声检查基本均可确诊，其主要难点是对腹腔妊娠的诊断，以下辅助检查主要针对腹腔妊娠的诊断。

腹腔妊娠较输卵管妊娠罕见，且因着床部位的血管较丰富，一旦发生破裂出血，很可能导致严重的失血性休克，对母体危害极大，死亡率约为输卵管妊娠的 8 倍，最常见的死亡原因为腹腔内出血及胎儿腹腔内死亡后引起的感染[21]。如能早期诊断并及时治疗可显著减少对母体的损伤，极大改善患者预后。尽管诊断影像技术已取得了巨大的进步，但术前诊断腹腔妊娠仍然是一项挑战，仅有 20%~40% 的病例在术前得到诊断[22]。美国对一项 5221 例腹腔妊娠患者的回顾性研究发现，只有 11% 在术前得到诊断[23]。早孕期种植于腹腔的孕囊相对较小，并且容易受到肠管内气体、盆腹腔粘连、妊娠囊着床的特殊部位如子宫直肠陷凹、肝脏、脾脏等影响，导致妇科超声检查较难发现。在李欣哲[12]的研究中，36 例早孕期腹腔妊娠患者中，术前超声诊断为腹腔妊娠者仅有 3 例（8.3%），其中 2 例患者于外院被误诊为输卵管妊娠流产型，并进行了患侧输卵管切除术。随着孕周增大，胎儿及胎盘逐渐生长，术前诊断率上升，一项纳入 163 例孕龄 >20 孕周的腹腔妊娠患者的研究结果显示，术前诊断率为 45%[24]。

1. 血 HCG 检测。血 HCG 无特异性，但对于一些行人工流产术后持续性阴道流血或腹痛患者，也要分类处理。B 超未提示异常者，建议完善血 HCG，最好与术前血 HCG 相比较，以防漏诊宫内合并腹腔妊娠。对于超声提示宫内孕囊合并后穹隆积液、伴或不伴附件区包块者，可行后穹隆穿刺抽取腹腔血，若腹腔血 / 静脉血 HCG 比值 <1，考虑早孕合并其他腹腔出血性疾病，如妊娠合并黄体破裂；若比值 >1 则考虑宫内外复合妊娠[25]。

2. 经阴道超声检查。因超声可重复性高，故经阴道超声检查是目前诊断宫内合并腹腔妊娠的有效手段[1]。超声诊断宫内妊娠，其准确率几乎可达100%，具体表现为宫腔内见一孕囊或可见胚芽及胎心，随着孕周增大，宫腔内可见胎儿及胎盘。对于宫内合并腹腔妊娠诊断的主要难点在于寻找腹腔妊娠，经阴道超声检查对种植于盆腔部位的腹腔妊娠相对易发现，但对种植于腹部的孕囊难以发现。继发性腹腔妊娠在孕早期可能因输卵管妊娠流产或卵巢妊娠破裂或子宫角部妊娠破裂，孕囊自输卵管或卵巢或子宫排出，附件区可见孕囊或混合回声包块，盆腹腔可能合并有不规则液性暗区，此时极易与输卵管妊娠流产型或破裂型相混淆，易发生输卵管的误切。Gerli 等[26]率先提出了经阴道超声检查诊断原发性腹腔妊娠的标准如下：①宫腔内未见妊娠囊；②没有明确的输卵管膨大及囊实性附件包块；③妊娠囊被肠管包绕或者被腹膜分开；④妊娠囊具有波动感及活动度，尤其是阴道 B 超探头向后穹隆施压时更明显。孕中晚期腹部 B 超于子宫肌层外可见一胎儿，如胎儿存活，可见胎动及胎心，羊水液性暗区接近母体表面。理论上虽如此，但因妊娠中晚期子宫肌层被拉长，通常B 超表现为两胎儿之间存在一厚厚的隔膜，又因无针对性怀疑宫内合并腹腔妊娠，易被误诊为双胎妊娠。个别病例于宫内妊娠顺产后，B 超提示子宫空虚，于宫腔外仍见一胎儿。某些腹腔妊娠的部位可能比较特殊，在临床上易漏诊，如位于子宫直肠陷凹的腹腔异位妊娠，以及孟宪春[10]报道子宫膀胱间见一孕囊，且随着体位改变而移动，后手术确诊为肠管妊娠。

3. 腹部超声。腹腔妊娠的附着部位极为广泛，早期的超声图像缺乏特异性，一旦怀疑合并异位妊娠，而盆腔超声未见可疑包块则应该扩大超声探查范围，需完善腹部超声，以查找妊娠囊及出血部位。腹部超声可于床旁检查，减少患者的活动，对于危急诊患者具有一定的优势，且可全腹扫描，诊断腹腔内特殊部位的异位妊娠，如肝脏、脾脏及横膈膜等。肝脾血供丰富且表面光滑，受精卵种植后易存活，但因质地极脆，易发生破裂致急性大出血，由于临床罕见，极易漏诊而导致严重后果。申启玲等[27] 回顾性分析了 30 例确诊脾脏妊娠病例，约83% 于术前发生脾脏破裂，其中约73% 发生急性出血合并失血性休克，1 例因失血过多死亡。超声及时、正确诊断可避免严重并发症的发生。超声表现为腹腔内脏器或肠管周边见团块型异位妊娠病灶，呈稍强回声，类圆形，内见无回声区，血流较丰富[28]，如胚胎存活，可见孕囊、胚芽及胎心[29]，此时确诊相对容易，但因此时该类患者无症状且临床发生率低，超声科认识有限，易发生漏诊。在腹腔妊娠发生破裂出血时，此时肝肾间隙、肠间隙等可见游离无回声液体，肝包膜或脾包膜下可见血肿。因此对于高度怀疑合并异位妊娠者，超声检查盆腔内未发现确切异位妊娠病灶时，应扩大检查范围，重视对脾脏、肝脏等少见部位的排查，降低漏诊率。

4. 计算机断层扫描（computed tomography，CT）。据 Chen[30] 报道，超声会漏掉 50% 的腹腔妊娠。在腹腔妊娠破裂阶段，部分患者突然出现左上腹痛或非特异性腹痛，CT 扫描的优点是提供了腹部的快速全景图，此时可将 CT 作为首选。对于上腹部，如脾、肝、横膈的腹腔妊娠，CT 检查的诊断价值优于单独采用超声检查[12]。腹腔妊娠中的脾妊娠多位于脾下极包膜下或脾门，少数位于脾的膈面，出现临床症状时脾妊娠的直径多为 3~5 cm，CT 平扫多呈类圆形混杂低密度，边界不清，当脾妊娠超过此大小时，脾包膜通常会发生破裂；直径 >6 cm 的病变较少见，内部一般可见明确的妊娠囊，胎儿多已成形；合并脾破裂出血时，脾周可见稍高密度液体影[31]。Wang 等[32] 回顾了 31 例肝异位妊娠，其中约 93.5% 发生于肝右叶，邻近胆囊及十二指肠处，少数发生于肝左叶和尾状叶。CT 平扫多呈类圆形厚壁囊状稍低 / 低密度灶，中心囊变、内壁边缘锐利，外缘清晰、光整，形态规整[33]。腹部 CT 检查对胎儿的辐射量为 30 mGy，有研究对早孕期意外暴露于上述辐射强度的孕妇进行随访观察，该组孕妇胎儿的畸形发生率并无显著性增加[34]。但目前妊娠期行 CT 检查，患者可能仍存在顾虑，故在宫内合并腹腔妊娠时，宫内妊娠如有继续妊娠机会及患者亦有继续妊娠意愿时，选择 CT 扫描应慎重，需充分的医患沟通。

5. MRI。超声检查未明确诊断或高度怀疑腹腔妊娠而病情稳定者，MRI 可以辅助明确诊断，提高术前诊断率。MRI 具有对人体没有电离辐射损伤、能获得原生三维断面成像、软组织结构显示清晰等优点。在 Maciel[13] 报道的病例中，患者行 CT 扫描显示腹腔内胎儿胎盘附着于子宫底部及左侧，但在 MRI 的检查中则排除了胎盘与子宫的附着，术中证实了胎盘与子宫并无附着。故 MRI 较 CT 对软组织显示更清晰，进一步明确胚胎、胎盘与周围组织关系及盆腹腔粘连情况，可以确定重要器官如大血管、肠管、肝脾等部位是否有胚胎种植，有助于指导术前评估[35]。对于中晚期腹腔妊娠患者，MRI 能准确定位胎儿及胎盘的粘附位置、有助于决定胎盘的去留[36]。但生命体征不稳定、佩戴心脏起搏器或有某些金属异物的患者不能行 MRI 的检查。对希望继续妊娠的早孕期患者仅限必要时行 MRI 检查，以 1.5 T 为宜[37]。增强 MRI 检查中使用的静脉注射钆造影剂在 FDA 妊娠期药物安全性分级中被列为 C 类药物，且有研究表明，宫内钆暴露与死胎、新生儿死亡等相关[38]，故对于宫内合并腹腔妊娠，且决定继续妊娠者，不宜选择增强造影。

6. 腹腔镜检查。在盆、腹腔检查方面，腹腔镜以其放大作用和开阔的视野而优于开腹探查术，术中可直视有无异位妊娠包块，确诊同时可依据腹腔镜检查情况、孕期大小、绒毛种植部位及范围，决定具体手术治疗方式。

（二）鉴别诊断

1. 宫内合并输卵管妊娠、宫内合并卵巢妊娠。在早孕期，宫内合并输卵管妊娠、宫内合并卵巢妊娠与宫内合并继发性腹腔妊娠较难区分，均可表现为停经、腹痛、阴道流血，血 HCG 上升，腹腔血 / 静脉血 HCG 比值 >1，B 超提示宫内早孕，附件区见一混合回声包块，可伴有盆腹腔积液。此时确诊需依靠腹腔镜手术。

2. 妊娠合并附件区包块。妊娠合并附件区包块，尤为妊娠合并黄体破裂时，可表现为停经、腹痛、血 HCG 上升，B 超提示宫内早孕，附件区可见一包块，可呈混合回声或无回声包块。但如合并盆腔积血，后穹隆穿刺可抽出暗红色不凝血，腹腔血/静脉血 HCG 比值 <1，这有助于两者的鉴别。如未合并盆腔积血，可参考患者既往是否存在附件包块病史及动态 B 超随访附件区包块情况，必要时仍可选择腹腔镜探查明确诊断。

3. 宫内早孕合并脾肿瘤性病变（如血管瘤、淋巴瘤）。宫内合并脾妊娠与宫内早孕合并脾肿瘤性病变，主要鉴别在影像学对脾脏占位性病变的性质的判断。①脾血管瘤没有明显年龄和位置倾向，可单发或多发，直径 <2 cm。CT 平扫上呈低或等密度病灶，可伴点状或边缘环状钙化。②淋巴瘤，主要是孤立肿块型淋巴瘤，表现为脾内孤立占位，通常伴有脾外淋巴结受累。CT 平扫多呈较低密度肿物，边界不清，钙化、坏死罕见[28]。若发生脾破裂，需与外伤性或自发性脾破裂相鉴别，但通常此时可手术确诊。

4. 宫内早孕合并肝脏肿瘤性病变。如肝海绵状血管瘤、肝转移瘤、肝细胞癌需与宫内合并肝妊娠鉴别，同宫内合并脾妊娠相似，其主要鉴别在于肝占位性病变性质的判断。①肝海绵状血管瘤，动脉期也表现为边缘环状或结节状明显强化，中央不强化，但门脉期和延迟期强化向中央充填，并最终全部强化，即"早出晚归"特点。②肝转移瘤，其特征性强化表现为"牛眼征"，即病灶中央为低密度，边缘为高密度强化环，最外层密度又低于正常肝实质。③外生性肝细胞癌，主要向肝外生长，一般体积较大，动脉期病灶强化明显，门脉期、延迟期强化减退，呈"快进快出"特点[33]。

5. 宫内双胎妊娠。国内外均有报道中晚期宫内合并腹腔妊娠被误诊为双胎妊娠案例，这可能与孕妇未正规产检有关，如 Maciel[13] 报道一例孕妇于孕 16 周首次产检，因胎儿性别不一致，故诊断为双胎妊娠。于 26 周行第二次 B 超检查再次诊断为双胎妊娠，第二胎羊水减少及胎儿体重低于第 10 百分位数，建议孕妇规律复诊，孕妇未遵嘱。孕 32 周行第三次 B 超时发现"双胎之一无胎心，且该胎儿的胎盘有异常（但未特别描述）"。在 37^{+6} 周临产，顺产一活胎，发现第二胎胎头持续未下降，手探宫腔未扪及胎儿肢体部分，才考虑为宫内妊娠合并腹腔妊娠。Momtahan[14] 报道的病例中，孕妇既往有多次产科 B 超检查，均考虑为双胎妊娠，于妊娠 36^{+4} 周时因胎盘前置行剖宫产术，术中才确诊宫内妊娠合并腹腔妊娠。

五、治疗

因腹腔妊娠孕囊，特别是形成胎盘后，极易侵入母体脏器、血管等，易并发腹腔大出血、弥散性血管内凝血、脓毒血症、脏器穿孔或瘘管形成等[39]。因此，宫内合并腹腔妊娠一旦确诊，建议应立即手术，手术的难点在于如何寻找到腹腔妊娠的病灶，具体手术方式应根据个体情况如患者的生育意愿、生命体征、孕期时间、胎盘情况等而定。

（一）早孕期宫内合并腹腔妊娠的治疗

早孕期宫内合并腹腔妊娠的治疗以手术治疗为主，其原因考虑为：①早期临床表现缺乏特异性，多因腹痛、腹腔内出血、休克为主要症状，丧失保守治疗机会。②多数腹腔妊娠是在可疑异位妊娠术中确诊的。③胚胎有可能侵入母体的器官、血管，有引起大出血或母体器官破裂可能，手术是快速、有效的治疗方法。

1. 不保留宫内妊娠的治疗方式分手术治疗和保守治疗。

（1）手术治疗包括腹腔镜或经腹手术。若患者无生育意愿或宫腔内胚胎已无胎心，可于腹腔妊娠手术同时行人工流产或清宫术。腹腔妊娠手术的目的是清除异位妊娠种植病灶，术中注意血块与其附着处相对粘连固定、剥离后易出血的部位可能为异位妊娠病灶所在，应尽量完整切除病灶；若无法完整切除，可适当破坏残留组织并注意保护附着部位的器官功能。腹腔镜手术具有微创、术后恢复快，视野清晰，冲洗更彻底的优势，多以腹腔镜探查为首选，若滋养细胞已广泛浸润血管及肠壁，或盆腔粘连严重，可依据术中具体情况必要时中转开腹手术。手术的难度根据妊娠物附着的位置不同而存在显著差异。对于附着于子宫骶韧带根部的妊娠物，在切除过程中需明确输尿管的走行，必要时需充分游离输尿管后再行妊娠物切除。对于附着于直肠子宫陷凹及直肠表面的妊娠物，需明确妊娠物的浸润深度，避免切除过程中损伤肠管。对于附着在盆壁与血管关系紧密的妊娠物，在切除时尤其需注意妊娠物植入的深度及周围血管走行，必要时充分游离或结扎血管，避免副损伤，减少出血。而对于附着于肝、脾甚至腹膜后的妊娠物，需多学科会诊，协同手术，必要时需行肝叶切除[40]、脾切除[29]。

（2）保守治疗。患者如无生育意愿或宫腔内胚胎发育不良、稽留流产均可考虑直接行清宫术或人工流产。保守治疗主要针对腹腔妊娠。Poole 等[41]对1965—2012 年孕龄 <20 周的 225 例腹腔妊娠患者进行系统评价显示，腹腔妊娠保守治疗成功率约 53%。药物主要为甲氨蝶呤，保守治疗方法有甲氨蝶呤肌内注射、甲氨蝶呤局部用药、氯化钾胎心内注射或以上方法联合。目前对于早期腹腔妊娠的保守治疗例数较少，多数为手术治疗。如病情稳定，无明显腹腔内出血征象的早期腹腔妊娠患者有以下情况可考虑保守治疗：①胚胎着床部位特殊，手术困难，可能损伤重要器官或致大出血。②可疑异位妊娠术后漏诊，且具备保守治疗条件。③术后 HCG 下降不满意的补充治疗。保守治疗作为早期腹腔妊娠首选治疗方案比较少见，均为个案报道。在杨岑[42]的报道中患者停经 9 周，MRI 提示平脐水平见腹腔妊娠伴有胎心搏动，血 HCG 为 72448 IU/L，使用甲氨蝶呤 80 mg 肌内注射 3 次（甲氨蝶呤总剂量为 240 mg），治疗后 69天血 HCG 降至正常，肝肾功无异常，治疗后 10 月余正常妊娠。Shippey 等[43]报道了一例 CT 及超声提示孕 11 周肝妊娠，其内可见胎心搏动，给予胎囊内甲氨蝶呤 25 mg 联合胎心注射氯化钾，2 次肌内注射甲氨蝶呤 50 mg（甲氨蝶呤总剂量 125 mg）保守治疗，该例患者治疗前血 HCG 为 89927 IU/L，治疗后 70 余天血HCG 降至正常，1 年后复查肝脏 MRI 未提示异常。血清 HCG 水平可以反映滋养层细胞活性，因此往往用于预测输卵管妊娠使用甲氨蝶呤保守治疗的成功性。多项研究表明，在输卵管妊娠的治疗中，HCG 大于 2000 IU/L 患者接受手术治疗的概率增加[44]。但血清 HCG 水平不能很好地预测腹腔妊娠保守治疗的有效性，保守治疗的成功性可能与妊娠囊附着部位有关[42]。因腹腔妊娠相对少见，目前尚无预测保守治疗成功与否的金指标。在保守治疗过程中，应严密监测患者的生命体征，根据血 HCG 下降情况，及时调整治疗方案，做好异位妊娠破裂、腹腔内大出血急诊手术的预案。随访 HCG 水平并监测至正常。

2. 保留宫内妊娠的治疗方式。对于需要保留宫内妊娠患者，因腹腔妊娠病灶与子宫体关系不密切，现有报道提示，宫内妊娠大部分能继续妊娠[16-17]。

对于腹腔妊娠，首选手术治疗，因腹腔镜手术视野更好，故手术入路首选腹腔镜手术。若患者生命体征平稳，无明显腹腔内出血征象，术前需确定腹腔妊娠的大概位置，术中有目标地寻找。若患者生命体征不平稳，有腹腔内出血，术前无法确定腹腔妊娠的大概位置，则术中仔细探查全腹，必要时可超声术中辅助定位，防止遗漏病灶。

（二）中晚期宫内合并腹腔妊娠的治疗

对于中晚孕期腹腔妊娠患者的临床管理复杂，是否继续妊娠及术中胎盘如何管理，是临床处理此类患者的两大难题。若合并宫内妊娠，则情况将更加复杂，且目前无可供参考指南和标准。

1.手术治疗。因腹腔妊娠胎盘易植入母体脏器、血管等，并发腹腔大出血、弥散性血管内凝血、脓毒血症、脏器穿孔等，故腹腔妊娠一经确诊，需积极手术。此时孕周较大、术中有发生大出血风险，故选择开腹手术者居多，其手术的难度及复杂程度不一，与孕周、胎盘附着部位、植入方式、周围组织粘连程度、胎儿存活与否及死亡时间有密切关系。手术处理中晚期腹腔妊娠的争论点在于对胎盘的处理，切除胎盘可能会导致不可控制的出血，对临近组织结构也会造成损伤，其中不可控制出血是导致产妇死亡最重要的也是唯一的并发症；而原位保留可能导致继发出血、脓肿形成、败血症、凝血障碍等风险。目前多数学者认为，只要胎盘的供血确定，并可以在不损伤其他器官的情况下进行结扎，就建议应完整切除胎盘避免后续感染的风险[45]，但如果胎盘与周围器官的供血关系不清晰或在剥离胎盘过程中可能会损伤周围器官以至发生大量出血或孕产妇围产期死亡时，则推荐胎盘原位保留的处理方案[46]。保留在原位的胎盘通常不再用药而等待自行吸收，以避免使用强效药物引起胎盘迅速坏死从而造成严重的腹腔内感染[1]。此外，也有报道尝试在术前进行胎盘供血血管栓塞[47-48]，可减少围手术期出血，避免输血。经手术治疗后宫内妊娠是否可以继续，可能主要与患者手术是否平稳有关，如手术平稳，宫内胎儿应该可以继续妊娠；如手术困难，宫内胎儿可能发生胎心消失，目前对该类情况无个案报道，缺乏相应经验。

2.期待治疗。孕20周后确诊的宫内合并腹腔妊娠对其进行几周的期待治疗，可能实现宫内胎儿及腹腔内胎儿存活，但母亲存在一定的风险，如腹腔内胎儿突发羊膜囊破裂、胎盘剥离出血等，且胎盘日益增长，在剖宫产结束分娩时发生大出血的风险增加，故既往期待治疗，延长孕周遭到了广泛的质疑。但有研究[12]回顾性分析了 2008—2013 年来自 16 个国家的 38 例中晚孕期（孕周为 22~42 周，平均 36.5 周）且分娩活婴的腹腔妊娠患者的结果提示，腹腔妊娠并非无继续妊娠可能，但文中也提到了 47.4% 的患者接受了输血治疗。研究[49]报道了 1 例孕 22 周的腹腔妊娠期待治疗至 32 周，并择期行剖宫产，术中娩出 1 活胎，胎盘原位保留，术后行胎盘供血血管栓塞，术后随访 1 年，母女无不适。Beddock[50]也报道了 1 例将腹腔妊娠自孕 17 周延长到 37 周，且无母婴并发症。但不可忽视的是，腹腔妊娠患者继续妊娠的死亡率高达 12%，其胎儿或围生儿死亡率高达 72%[24]，胎儿畸形率为 20%[51]。Rohilla[52]提出妊娠超过 20 周可考虑在知情同意、多学科会诊后，在医院密切妊娠监督的情况下进行期待治疗，直到胎儿可存活。胎盘位于子宫或子宫壁附近的患者适合保守治疗，因为出血的机会较少。在这类病例的期待治疗期间，应定期行 MRI 以评估腹腔妊娠羊膜囊的完整性，并计划在 34 周左右剖宫产终止妊娠。术前需做好充足的准备，如血管造影栓塞、完善深静脉置管、充足备血、多学科会诊协同制订手术方案等。根据术中情况，若术中胎盘可以完全剥离，则充分结扎胎盘血供，减少出血；若胎盘剥离困难，可在胎盘附近切断脐带并将胎盘留在原位，等其自然吸收或术后胎盘血供血管栓塞。

第二节　早期腹腔妊娠临床病例

患者，女，34 岁，因"停经 39 天，阴道流血 15 天"于 2020 年 12 月 7 日入院。末次月经时间 2020 年 10 月 29 日，量色同既往。入院前 15 天（2020 年 11 月 22 日）无诱因出现阴道流血，量少，持续 3 天，自认为月经来潮，未重视，未就诊。入院前 12 天（2020 年 11 月 25 日）阴道流血增多，每日全部浸透 6~7 张日用卫生巾及一张成人尿不湿，伴较多血凝块，无明显腹痛及肛门坠胀感，无肉样组织物排出，持续大量阴道流血 7 天。患者遂于入院前 5 天（2020 年 12 月 2 日）门诊就诊，查血 HCG 为 318.8 IU/L，血红蛋白 101 g/L，经阴道超声未见异常，给予米非司酮 50 mg 口服，每天 1 次杀胚治疗 3 天，并嘱其 3 天后复诊。患者用药后 3 天，阴道流血明显减少，每日打湿 1/2 张护垫，无腹痛、腹胀，无肛门坠胀感，无头晕、心慌，无组织自阴道排出。

2020 年 12 月 7 日患者复诊，查血 HCG 为 1447 IU/L，孕酮 7.3 ng/mL，经阴道超声提示：右侧卵巢旁见大小约 1.5 cm×1.5 cm 异常不规则不均质回声区，边界不清，内回声不均质，其内见大小约 0.6 cm×0.5 cm 无回声区，似见卵黄囊样回声，彩色多普勒血流成像异常回声区内可见星点状血流信号。提示右侧卵巢旁实囊性占位，考虑异位妊娠（图 9-1）。门诊遂以"异位妊娠"收治入院。

既往史：10 月前因"腹腔妊娠"于外院行经腹妊娠物清除术（具体不详）。

月经史及婚育史：患者平素月经规律，初潮 13 岁，月经周期 28 天，经期 5 天，轻微痛经，末次月经 2020 年 10 月 29 日。28 岁初婚，既往 G2P1，2018 年顺产 1 女，异位妊娠 1 次，暂无生育要求。

查体：体温 36.6 ℃，脉搏 112 次/分，呼吸 20 次/分，血压 106/69 mmHg，身高 169 cm，体重 68 kg。下腹部见一横行陈旧性手术瘢痕。

妇科查体：外阴发育正常；阴道少许暗红色血液；宫颈光滑，常大，无举痛及摇摆痛；宫体前位，质软，饱满，活动，无压痛；右附件区增厚，轻压痛；左附件区未扪及异常。

入院后完善经阴道三维 B 超提示：子宫前位，宫体大小形态正常，宫内膜厚约 1.1 cm，回声稍欠均质。于右侧卵巢旁见大小约 1.6 cm×1.2 cm 异常不规则不均质回声区，边界欠清，与卵巢分界欠清，与子宫右侧壁紧邻，分界不清，内回声不均质，其内见大小约 0.7 cm×0.6 cm 无回声区，可见卵黄囊样回声；彩色多普勒血流成像异常回声区可见点状血流信号。子宫后方见少许游离无回声区（图 9-2、图 9-3）。考虑诊断：异位妊娠。

与患者家属沟通后行腹腔镜探查术，术中发现为腹腔妊娠，行腹腔妊娠清除术＋甲氨蝶呤局部注射＋诊刮术。术中见：乙状结肠与盆侧壁膜状粘连。子宫偏大，直肠与子宫后壁广泛致密粘连，半封闭后陷凹。左输卵管外观正常。右输卵管走行迂曲，表面未见明显蓝紫色表现，与右卵巢、子宫致密粘连，右输卵管与右侧圆韧带间系膜处可见直径约 1 cm 紫蓝色结构。双侧卵巢大小形态正常，右卵巢与宫角后壁致密粘连。单极电刀于蓝紫色结构处切开系膜，取出见绒毛，注射稀释甲氨蝶呤 20 mg（图 9-5、图 9-6）。

术后第 3 天血 HCG 下降至 236.4 IU/L。术后第 4 天患者顺利出院，门诊随访至血 HCG 正常。

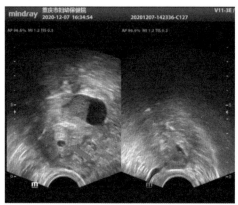

图 9-1 入院前妇科 B 超所见

注：红色箭头所指为异位妊娠囊

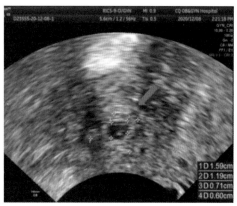

图 9-2 入院后妇科 B 超所见

注：红色箭头所指为异位妊娠囊

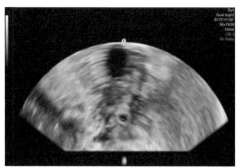

图 9-3 入院后经阴道三维 B 超成像

注：红色箭头所指为异位妊娠囊

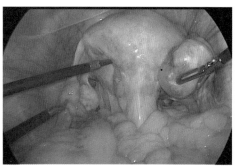

图 9-4 术前腹腔镜下所见

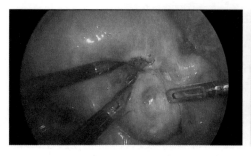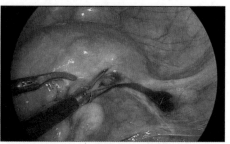

图 9-5　腹腔镜下所见妊娠囊　　　　　　　图 9-6　腹腔镜下切开妊娠囊

注：红色箭头所指为腹腔妊娠　　　　　　　注：红色箭头所指为绒毛组织

参考文献

［1］曹泽毅，乔杰.中华妇产科学［M］.北京：人民卫生出版社，2023.

［2］Atrash H K，Friede A，Hogue C J. Abdominal pregnancy in the United States：frequency and maternal mortality［J］. Obstet Gynecol，1987，69（3 Pt 1）：333-337.

［3］Shaw S W，Hsu J J，Chueh H Y，et al. Management of primary abdominal pregnancy：twelve years of experience in a medical centre［J］. Acta Obstet Gynecol Scand，2007，86（9）：1058-1062.

［4］Cai Y Y，Xiao E H，Shang Q L，et al. Ectopic pregnancy in the liver incidentally diagnosed by imaging：a case report［J］.Exp Ther Med，2017，14（1）：373-376.

［5］Wang M，Mo S，Yao Y，et al. Laparoscopic surgery with spleen preservation to treat primary splenic pregnancy：case report and literature review［J］. J Obstet Gynaecol Res，2019，45（9）：1932-1935.

［6］商树民.八个月腹腔妊娠合并八个月宫内妊娠一例报告［J］.中华妇产科杂志，1957，5（4）：322.

［7］燕敏，侯振，胡凌杰，等.体外受精-胚胎移植后宫内妊娠合并腹腔妊娠1例并文献复习［J］.江苏医药，2019，45（7）：752-753.

［8］肖红梅，龚斐，毛增辉，等.体外受精助孕并发异位妊娠92例分析［J］.中南大学学报（医学版），2006，31（4）：584-587.

［9］　肖丹.宫内妊娠合并卵巢妊娠破裂继发腹腔妊娠1例［J］.中国临床研究，2008，21（5）：540.

［10］孟宪春.宫内早孕合并原发性腹腔妊娠1例［J］.中国超声诊断杂志，2001，2（2）：55-56.

［11］赖顺招，黄麟舒.宫内妊娠合并腹腔妊娠1例［J］.江西医药，1996，（S1）：496.

［12］李欣哲，谭世桥，徐瑞涓，等.腹腔妊娠患者的临床分析［J］.中华妇幼临床医学杂志（电子版），2020，16（2）：227-233.

［13］　Maciel N，Lima A F，Cruz R，et al. Advanced abdominal pregnancy in a spontaneous heterotopic pregnancy［J］. BMJ Case Rep，2017，2017：bcr2017222098.

［14］　Momtahan M，Kasraeean M，Faraji A，et al. Term spontaneous heterotopic pregnancy（abdominal and intrauterine）：a case report［J］. Bull Emerg Trauma，2021，9（4）：201-203.

［15］Knopman J M，Talebian S，Keegan D A，et al. Heterotopic abdominal pregnancy following two-blastocyst embryo transfer［J］. Fertil Steril，2007，88（5）：1437.e13-e15.

［16］Pisarska M D，Casson P R，Moise K J J，et al. Heterotopic abdominal pregnancy treated at laparoscopy［J］. Fertil Steril，1998，70（1）：159-160.

［17］Liu Y，Li Y，Li K，et al. Abdominal heterotopic pregnancy after in vitro fertilization and embryo transfer following bilateral salpingectomy：a case report and literature review［J］. Front Reprod Health，2022，4：921141.

［18］Maleki A，Khalid N，Rajesh Patel C，et al. The rising incidence of heterotopic pregnancy：Current perspectives and associations with in-vitro fertilization［J］. Eur J Obstet Gynecol Reprod Biol，2021，266：138-144.

［19］Pi R，Liu Y，Zhao X，et al. Tubal infertility and pelvic adhesion increase risk of heterotopic pregnancy after in vitro fertilization：a retrospective study［J］. Medicine（Baltimore），2020，99（46）：e23250.

［20］Perkins K M，Boulet S L，Kissin D M，et al. Risk of ectopic pregnancy associated with assisted reproductive technology in the United States，2001-2011［J］. Obstet Gynecol，2015，125（1）：70-78.

［21］陈心怡，钱睿亚.11例原发性腹腔妊娠临床分析［J］.中国计划生育学杂志，

2023, 31（1）：177-181.

［22］ Costa S D, Presley J, Bastert G. Advanced abdominal pregnancy［J］. Obstet Gynaecol Surv, 1991, 46（8）：515-525.

［23］ Hankins G D, Clark S M, Munn M B. Cesarean section on request at 39 weeks：impact on shoulder dystocia, fetal trauma, neonatal encephalopathy, and intrauterine fetal demise［J］. Semin Perinatol, 2006, 30（5）：276-287.

［24］ Nkusu Nunyalulendho D, Einterz E M. Advanced abdominal pregnancy：case report and review of 163 cases reported since 1946［J］. Rural Remote Health, 2008, 8（4）：1087.

［25］ 中国优生科学协会生殖道疾病诊治分会，中国优生科学协会肿瘤生殖学分会，薛凤霞，等. 复合妊娠诊治中国专家共识（2022 年版）［J］. 中国实用妇科与产科杂志，2022，38（12）：1207-1214.

［26］ Gerli S, Rossetti D, Baiocchi G, et al. Early ultrasonographic diagnosis and laparoscopic treatment of abdominal pregnancy［J］. Eur J Obstet Gynecol Reprod Biol, 2004, 113（1）：103-105.

［27］ 申启玲，郑英如，郭建新，等. 超声诊断原发性未破裂脾脏妊娠 1 例并文献复习［J］. 中国计划生育和妇产科，2017，9（6）：77-78.

［28］ 周维力，罗红. 脾脏异位妊娠的超声诊断［J］. 中国医学影像学杂志，2018，26（4）：305，307.

［29］ Hung N K, Hung N D, Ha D M, et al. Splenic ectopic pregnancy：rare location of ectopic pregnancy, how does it present?［J］. Radiol Case Rep, 2023, 18（11）：3884-3888.

［30］ Chen L, Liu J, Shu J, et al. Successful laparoscopic management of diaphragmatic pregnancy：a rare case report and brief review of literature［J］. BMC Pregnancy Childbirth, 2019, 19（1）：99.

［31］ 李晗，陈丽华，尹建忠. 脾妊娠伴出血 1 例［J］. 国际医学放射学杂志，2023，46（3）：348-350.

［32］ Wang J, Su Z, Lu S, et al. Diagnosis and management of primary hepatic pregnancy: literature review of 31 cases［J］. Arch Gynecol Obstet, 2018, 298（2）：235-242.

［33］ 杨邱园，陈晓，何海军，等. 肝脏异位妊娠 CT 表现一例［J］. 影像诊断与介入放射学，2021，30（6）：457-459.

［34］ Parry R A, Glaze S A, Archer B R. The AAPM/RSNA physics tutorial for residents. Typical patient radiation doses in diagnostic radiology ［J］. Radiographics, 1999, 19（5）: 1289-1302.

［35］ Kien Q V, Dam Q L, Tong Q H, et al. Emergency partial splenectomy for splenic ectopic pregnancy: a rare case report ［J］. International Journal of Surgery Open, 2023.

［36］ Lockhat F, Corr P, Ramphal S, et al. The value of magnetic resonance imaging in the diagnosis and management of extra-uterine abdominal pregnancy ［J］. Clin Radiol, 2006, 61（3）: 264-269.

［37］ Jabehdar Maralani P, Kapadia A, Liu G, et al. Canadian association of radiologists recommendations for the safe use of MRI during pregnancy［J］. Can Assoc Radiol J, 2022, 73（1）: 56-67.

［38］ Ray J G, Vermeulen M J, Bharatha A, et al. Association between MRI exposure during pregnancy and fetal and childhood outcomes［J］. JAMA, 2016, 316（9）: 952-961.

［39］ 郑春花, 邵文静, 王媛, 等. 孕20周腹腔妊娠伴胎膜破裂1例［J］. 中国计划生育和妇产科, 2022, 14（5）: 23-25.

［40］ Katiyar G, Fernandes Y, Lawande S, et al. A rare case of hepatic ectopic pregnancy ［J］. Egypt J Radiol Nucl Med, 2022, 53: 1-5.

［41］ Poole A, Haas D, Magann E F. Early abdominal ectopic pregnancies: a systematic review of the literature ［J］. Gynecol Obstet Invest, 2012, 74（4）: 249-260.

［42］ 杨岑, 彭澎, 于昕, 等. 早期腹腔异位妊娠保守治疗成功经验及文献复习［J］. 生殖医学杂志, 2015, 24（7）: 538-541.

［43］ Shippey S H, Bhoola S M, Royek A B, et al. Diagnosis and management of hepatic ectopic pregnancy ［J］. Obstet Gynecol, 2007, 109（2 Pt2）: 544-546.

［44］ Soliman K B, Saleh N M, Omran A A. Safety and efficacy of systemic methotrexate in the treatment of unruptured tubal pregnancy ［J］. Saudi Med J, 2006, 27（7）: 1005-1010.

［45］ Marcellin L, Ménard S, Lamau M C, et al. Conservative management of an advanced abdominal pregnancy at 22 weeks ［J］. AJP Rep, 2014, 4（1）: 55-60.

［46］ Oppenheimer A, Saada J, De Laveaucoupet J, et al. Surgical procedure for a late abdominal pregnancy with complete placenta removal［J］. J Gynecol Obstet Hum Reprod，2017，46（2）：201.

［47］ Cardosi R J，Nackley A C，Londono J，et al. Embolization for advanced abdominal pregnancy with a retained placenta. A case report［J］. J Reprod Med，2002，47（10）：861-863.

［48］ 陈宇，刘欣燕，彭萍，等. 中期腹腔妊娠1例［J］. 中华妇产科杂志，2022，57（3）：227-230.

［49］ Dunphy L，Boyle S，Cassim N，et al. Abdominal ectopic pregnancy［J］. BMJ Case Rep，2023，16（9）：e252960.

［50］ Beddock R，Naepels P，Gondry C，et al. Diagnosis and current concepts of management of advanced abdominal pregnancy［J］. Gynecol Obstet Fertil，2004，32（1）：55-61.

［51］ Stevens C A. Malformations and deformations in abdominal pregnancy［J］. Am J Med Genet，1993，47（8）：1189-1195.

［52］ Rohilla M，Joshi B，Jain V，et al. Advanced abdominal pregnancy：a search for consensus. Review of literature along with case report［J］. Arch Gynecol Obstet，2018，298（1）：1-8.

（王　倩，徐冬梅）

第十章　单角合并残角子宫复合妊娠

第一节　单角合并残角子宫复合妊娠的诊治

一、概述

先天子宫畸形主要是先天性苗勒管发育异常所致，是最为常见的女性生殖系统发育异常，单角子宫畸形在所有子宫畸形类型中发生率为 2.5%~13.2%，在普通人群中的发生率约为 0.1%，在不孕妇女、流产妇女中发生率均有所上升，约为 0.5%。74%~90% 单角子宫会合并残角子宫，40% 常伴有同侧肾脏发育异常[1]。根据残角子宫是否具有宫腔及子宫内膜，及其与单角子宫是否相通，有不同分型。残角子宫妊娠罕见，发生率为 1/140000~1/76000[2]，比腹腔妊娠还要低。单角合并残角子宫复合妊娠的发生率更低，估计在 1/1000000[3]。残角子宫一旦破裂，会危及孕妇生命安全，因此，单角合并残角子宫复合妊娠的早期诊断及早期治疗尤其重要。

二、单角合并残角子宫的分类标准及诊断

在胚胎发育期间，子宫是由一对纵形的副中肾管的中段经发育合并而构成。如果在发育过程中，双侧副中肾管的中段未合并，且在双侧副中肾管中段，只有一侧副中肾管发育成为功能较正常的单角子宫，而另一侧副中肾管发育不全即形成一个无峡部及无宫颈的残角子宫。1998 年，美国生殖学会（American Fertility Society，AFS）将子宫畸形分为 7 大类，单角合并残角子宫被认为是 II 类副中肾管异常，根据有无残角子宫及残角子宫与单角子宫解剖关系，进一步分为：IIa 型，残角子宫有宫腔，并与单角子宫腔相通；IIb 型，残角子宫有宫腔，

但与单角子宫腔不相通；Ⅱc 型，残角子宫无宫腔，仅以纤维带与单角子宫相连；Ⅱd 型，无残角子宫[4]。

欧洲人类生殖与胚胎学会（European Society for Human Reproduction and Embryology，ESHRE）和欧洲妇科内镜协会（European Society for Gastrointestinal Endoscopy，ESGE）根据解剖学、胚胎学起源、子宫畸形程度、子宫颈和阴道异常在 2013 年制订了另一个分类，将发病率最高的子宫畸形分为 7 个主型，并将单角子宫（U4）以有无功能性残角宫腔划分为 2 个亚型，分别为有功能型残角宫腔 U4a 和无功能型残角宫腔 U4b[5]。目前这两类分类法在临床上均有使用。

临床上用于诊断单角合并残角子宫的方法主要包括：子宫输卵管造影（hysterosalpingography，HSG）、超声、MRI 和宫腹腔镜联合检查等。超声是临床上最为常用的检查方法，二维超声作为初筛手段，优点是简单、无创、成本低、使用方便，可提供良好的信息。三维超声具有良好的再现性，能提供更可靠的图像，还可对子宫颈和阴道进行评估。但超声检查与检查者的经验性有关。四维子宫输卵管造影（4-dimensional hysterosalpingography）是一种能够在多角度条件下清晰观察子宫内膜情况，通过宫底回声及有无异常切迹等情况来判断子宫先天性畸形具体类型的检查手段，在子宫畸形诊断中也有较好的应用。除超声外，MRI 也可应用于子宫畸形的诊断，MRI 是一种实操难度低、可操作性强、敏感度高的诊断手段，其图像能够清晰且直观地显示不同类型子宫畸形的宫腔结构及子宫外观形态、各种复杂畸形及并发的其他病变。此外，MRI 还可以显示附件及其周围相关病变。除上述检查手段外，宫腹腔镜可提供有关阴道、子宫颈管和宫腔的可靠信息，是诊断单角合并残角子宫畸形的金标准。该项检查能直观清楚地观察子宫的外部轮廓和宫腔内部形态，并可同时进行残角子宫切除术，同时实现诊断和治疗，但缺点是为侵入性检查，费用较高。

三、各型残角子宫、单角子宫的特点及诊治

（一）有功能型残角子宫

欧洲妇科内镜学会的分类标准 U4a 型属于有功能型，其子宫内膜能发生周

期性剥脱出血，亦可发生妊娠。有功能型残角子宫根据与单角子宫是否相通又分为交通型和非交通型。

交通型有功能型残角子宫对应美国生殖医学会分类的Ⅱa型残角子宫。此类患者在月经来潮后，残角子宫的经血可引流到发育侧宫腔内排出，一般无症状。

非交通型有功能型残角子宫对应美国生殖医学会分类的Ⅱb型残角子宫。该类型残角子宫与单角子宫的关系可分为两种：一种依靠纤维带与单角子宫相连，其血液供应可来自单角子宫同侧子宫动脉的上行支，或者直接来自同侧子宫动脉，与单角子宫同侧宫旁血管有或没有交通。另一种是残角子宫贴附单角子宫表面，之间为肌性连接，与单角子宫肌层间无明显界限。根据程度轻重可表现为部分相连直至残角子宫全长度相连，少见病例可表现为残角子宫与单角子宫完全融合，仅可见一侧宫底部均匀突起。血液供应来自单角子宫同侧子宫动脉上行支及对侧子宫动脉的弓状动脉，多潜行于肌层内[6]。

非交通型有功能型残角子宫因残角子宫有功能型内膜，会随卵巢激素变化而发生周期性剥脱出血，在月经来潮后，残角子宫的经血不能排出，有周期性的一侧腹痛。以后残角子宫积血增多，宫腔压力增高，经输卵管伞端流入腹腔，可引起输卵管积血、伞端粘连、盆腔积血，甚至引起子宫腺肌病、子宫内膜异位症、出现周期性下腹痛、痛经。

残角子宫发生率低，部分临床医生常将其误诊，最常见的是将宫腔积血误诊为卵巢肿物或子宫肌瘤变性。当患者有痛经、不孕史，妇科检查时触诊子宫偏向一侧，在对侧可触及与子宫不能分离的实性肿物，应考虑残角子宫可能，若同时合并有阴道或泌尿系统畸形，则可能性更大。B超和MRI检查见子宫偏向一侧，另一侧可见肿物，其间可见积血和内膜影像。除超声和MRI检查外，碘油造影可了解子宫形态，静脉肾盂造影可了解有无泌尿系统畸形，对诊断有一定帮助。

有功能型残角子宫，与痛经、不孕、异位妊娠有关，一旦诊断可建议手术切除残角子宫。此外，为防止异位妊娠的发生，在残角子宫切除的同时建议行同侧输卵管切除术。切除残角子宫术前影像学检查十分重要，术前应常规行泌尿超声检查，以排除泌尿系统畸形。术前应注意影像学检查明确残角子宫与单角子宫的连接方式、单角和残角子宫的方向，避免在术中出现误切的情况，特别是对部分残角子宫发育较好，或者合并残角子宫腺肌病导致残角子宫较正常子宫大，术中容易出现对单角子宫和残角子宫的辨别失误。对于合并严重盆腔子宫内膜异位症、腺肌病或严重宫腔积血的患者，术前也可以考虑给予促性腺激素释放激素激动剂，减少盆腔充血及萎缩内膜异位病灶，更利于手术。现随着宫腹腔镜手术技术的成熟，宫腹腔镜联合对子宫畸形的诊断也更加精准，临床上应用也十分广泛。宫腹腔联合，可以对子宫外观、宫腔形态、输卵管开口做出精确判断，术中采用从单角子宫侧注入美兰，从腹腔镜下观察输卵管伞端美兰液流出，可判断单角子宫方向、残角子宫是否与单角子宫相通，从而指导手术。

在残角子宫的手术切除中，应注意的是少部分残角子宫紧密贴附单角子宫表面，与单角子宫肌层无明显分界，在手术过程中，难以确定单角子宫与残角子宫之间的界限，如切除过多，容易伤及单角子宫的肌层，导致在后续单角子宫妊娠的过程中增加子宫破裂风险。为了避免单角子宫肌层的损伤，有学者[6]曾提出可以术中先打开残角子宫的宫腔，冲洗后予美兰标记宫腔，逐步切除宫壁，在与单角子宫交界处，在确保完全切除内膜层后，可保留部分残角子宫肌层，不必强求完全切除其肌层。进行此步骤亦可采用宫腔镜透光来引导确定其分离面，可减少术中风险，防止术中贯穿进入单角子宫宫腔。

宫腔积血和慢性盆腔疼痛是非交通型有功能型残角子宫患者常见的临床症状，标准的治疗是残角子宫切除术。但也有学者提出了一些较为前沿的治疗方案，2015 年 Bhagavath 等[7] 报道了在使用机器人辅助下，采用腹腔镜 Strassman 子宫成形术，将单角子宫和残角子宫连接成一个宫腔，代替传统的残角子宫切除术，术后患者宫腔积血，慢性盆腔疼痛的症状得到缓解。2018 年 Ludwin 等[8] 采用超声引导下宫腔镜下手术使得单角子宫和不相通的残角子宫统一成一个宫体，术后子宫腔的形状更好，宫腔容积也得到了改善，在创面愈合后，与阻塞相关的疼痛症状得到完全缓解。当然这些较为前沿的新兴治疗方案，报道不多，对手术操作技巧要求很高，目前并没有在国际上广泛地应用，具体的有效性待进一步循证医学证据支持。

（二）无功能型残角子宫

根据欧洲妇科内镜学会的分类标准 U4b 型属于无功能型，对应美国生殖医学会分类的 II c 型，残角子宫无宫腔，仅以纤维带与单角子宫相连。无功能型残角子宫一般无临床症状。患者常因不孕或反复流产就诊过程中，或是在常规的例行体检中，行超声检查而被发现。

（三）单角子宫

根据美国生殖医学会分类，II d 型属于只有单角子宫，无残角子宫。大多数单角子宫患者没有临床症状。临床上一些无症状的单角子宫患者可能发生正常妊娠，并分娩。但妊娠足月时由于子宫轴偏离中线，宫腔相对狭小，容易出现胎位异常、胎膜早破，以及早产，宫颈机能不全也有发生。因单角子宫只有一侧圆韧带，妊娠时子宫增大进入腹腔后易失衡而扭转。单角子宫只有一侧血管，血液供应不足，内膜受体缺乏，因此这类子宫畸形对生殖结局会有一定影响，可能会出现流产（42%）、早产（24.5%）、异位妊娠（6.1%）等[9]。

针对扩大单角子宫容积是否能改善患者受孕结局，夏恩兰教授[10]于 2013 年报道了 3 例在宫腔镜下子宫壁切开术。手术在腹腔镜探查及监护下进行，宫腔镜电切镜切除或切开肌壁的深度，在宫底和上段宫腔部位达 1 cm 以上，切除或切开向内倾斜侧壁肌层的过程，首先横向切除或切开肌壁，形成新的、2 cm 以上的宫底，然后纵向自上而下，上深下浅、切除或切开单侧宫角对侧的肌壁，长约 4 cm，术闭形成倒三角形上段较为宽阔的宫腔。3 例患者中，有 1 例术后妊娠因宫颈机能不全孕中期流产，2 例获得活婴。但这种手术方式报道例数较少，邓姗[11]报道的单角子宫未经扩容手术的妊娠率似乎也并不低。

有学者指出[12]，子宫畸形患者的宫颈肌肉成分增加，结缔组织减少，宫颈不足以对抗妊娠后增加的不对称的宫腔压力而致流产、早产。为了改善单角子宫患者的妊娠结局，可超声监测宫颈长度，对于宫颈长度 <2.5 cm 的患者选择行子宫颈环扎术以及孕期使用黄体酮保胎治疗等。但目前因缺乏循证医学证据，现临床上对单角子宫妊娠并没有广泛开展做预防性环扎。

单角子宫孕期应加强监护，注意分娩的处理，应按患者年龄、是否有不良孕产史、胎位情况、宫缩情况、产程进展及胎儿大小，考虑是否需放开剖宫产手术指征。

四、残角子宫妊娠的机制及结局

残角子宫妊娠的可能发病机制包括：精子可直接经过与单角子宫相通的残角子宫宫腔进入该侧输卵管，与卵母细胞受精后形成受精卵着床于残角子宫宫腔。而对于与单角子宫不相通的残角子宫，精子经单角子宫进入该侧输卵管，再经由腹腔游走至残角子宫侧，残角子宫侧输卵管拾卵后形成受精卵并着床于残角子宫宫腔；或精子在单角子宫侧与该侧卵母细胞形成受精卵，受精卵经腹腔游走至残角子宫侧着床。若残角子宫无宫腔则无法妊娠。通常情况下，在不相通的残角子宫妊娠是罕见的。非交通型残角子宫妊娠占所有妊娠的1/76000[13]。虽然残角子宫妊娠有成功的案例，但危及生命的残角子宫破裂常发生在孕早期和孕中期，胎儿存活率非常低。就残角子宫妊娠整体而言，80%的患者会发生子宫破裂[14]，其中80%~90%发生于孕中期[15]，常导致出血并需要急诊手术，孕妇死亡率为0.5%左右[14]。10%的残角子宫妊娠能达到足月，其中仅2%胎儿能存活[16]。因此，加强孕期监测，在子宫破裂前早诊断并正确处理对于降低母婴不良事件发生率和死亡率非常重要。

五、单角子宫的妊娠结局

临床上一些无症状的单角子宫患者可能发生正常妊娠，并分娩。单角子宫的妊娠结局，研究最多的就是宫腔容积和生殖结局的相关性。有学者采用MRI分析了子宫大小对产科结局的影响，一项包括140例单角子宫患者的回顾性研究[17]分析了单角子宫宫腔长度、宫颈长度、子宫内膜厚度和子宫壁厚度对产科结局的影响，结果显示子宫长度 ≥ 4.5 cm的妇女更有可能足月分娩，并指出子宫长度和宫腔长度是改善产科结局的独立保护因素。

单角子宫是否与不孕和不良孕产史相关，是临床学者们关心的另一个问题。部分学者认为，子宫畸形维持正常妊娠至足月的能力下降，但子宫畸形本身并不是导致不孕的独立危险因素，其内膜层及肌层发育严重不良者才会导致不孕，合并子宫畸形患者与对照组相比，除流产率显著升高外，妊娠率、活产率等均无显著差异[11]。但对生殖结局的报道，不同生殖中心有一定差异，Reichman

等[18]报道，单角子宫在妊娠早期的自然流产率为 24.3%，在妊娠中期为 9.7%，Tellum 等[9]分析了 326 例单角子宫和 326 例对照组患者，单角子宫患者的活产率明显更低（47.4% 和 57.8%，P=0.004），总流产率更高（42% 和 33.3%，P<0.001），异位妊娠率（6.1% 和 2.4%，P=0.013）和早产率（24.5% 和 7.4%，P= 0.001）更高。也有国内学者[11]将子宫畸形分为纵隔类和单角类两大类，单角类包括单角单宫颈和双角双宫颈两种亚型，单角类子宫妊娠率为 67.9%，活产率为 50%，流产率为 14.3%。

而单角子宫采取辅助生殖助孕的妊娠结局，不同生殖中心的报道也有一定差异。Zhang 等[19]分析了体外受精/卵浆内单精子注射胚胎移植的 2499 个周期的临床数据，单角子宫和正常子宫在胚胎植入率、临床妊娠率或流产率无显著差异，但单角子宫的活产率低于对照组（35.78% 和 45.82%，P=0.040），单胎活产中单角子宫胎儿出生体重低于对照组〔（3009.12±430.59）g 和（3413.40±492.25）g，P=0.017〕，早产率和正常子宫组相比差异无统计学意义（P>0.05）。最近发表的一篇巢式病例对照研究结果显示，单角子宫的患者在体外受精/卵胞浆内单精子注射中的临床妊娠率和活产率均低于对照组[11]，而囊胚培养似乎能改善治疗结局。虽然不同中心报道的数据有差异，但总的来说，部分单角子宫患者可以获得正常妊娠并分娩。

六、残角子宫妊娠的早期识别

残角子宫妊娠的症状并无特异性，多数表现为轻度腹痛、阴道点滴状出血或阴道有褐色分泌物，或仅通过尿妊娠试验阳性或血 HCG 水平升高发现。而典型的症状出现往往提示残角子宫妊娠破裂，严重危及患者的生命安全。残角子宫妊娠破裂只有 14% 在临床症状发生前被诊断[15]，因此，残角子宫妊娠的早期诊断非常重要。未被识别的残角子宫妊娠母儿预后都非常差，24 周前子宫破裂率高达 80%，近年来，由于成像技术如超声和 MRI 的进步，孕产妇死亡率由 23% 下降到 0.5%[14, 20]。

经阴道超声检查是早期识别残角子宫妊娠的常用方法，具有无创、简便、使用成本低，可在妊娠期连续、实时监测等优势。超声图像可以明确残角子宫与妊娠囊之间的关系、包块血流信号、是否存在卵黄囊及胎心搏动等，其病灶特点多表现为子宫向一侧偏斜，宫腔一侧可探及妊娠囊样回声，回声外可见肌层包绕，部分患者可探及子宫肌层不连续[21]。2005 年，Tsafrir 等[22]提出的残角子宫妊娠超声诊断标准为：①类似不对称的双角子宫模式；②妊娠囊周围组织与子宫颈不连续；③妊娠囊周围有子宫肌层。而 Mavrelos 等[23]提出了更多的诊断特征：①在主要子宫体上有单独的输卵管间质部；②妊娠囊被子宫肌层包绕，与子宫分离、可移动；③有粗大血管蒂连接被肌层包绕的妊娠囊与单角子宫。残角子宫妊娠在孕早期相对容易诊断，但随着孕周的增加，灵敏度逐渐下降。2015 年人类生殖与胚胎学欧洲妇科内窥镜学会指出了三维超声在诊断子宫畸形中的有用性[24]，三维超声可提高对残角子宫诊断的准确率。但超声检查也与医生的经验有关。如果在孕前没有发现子宫畸形，在孕早期，通过超声发现了孕囊，超声医生可能会更关注胎儿的发育，容易忽略对子宫畸形的诊断。

盆腔 MRI 检查可以明确妊娠囊大小、形态、位置、囊内信号特征及周围血供情况，增强 MRI 检查也可以明确病灶增强情况。MRI 检查弥补了超声分辨率低、内膜信号显示不清等缺点。对于残角子宫妊娠，MRI 图像中子宫角处向外延伸的似附件包块样突出物，称为 Baartde Faile 征[25]，妊娠的残角子宫不断增大，可将对侧单角子宫向外推，此为 Ruge Simon 征[26]，均可辅助诊断。但若合并单角子宫的复合妊娠，行 MRI 检查则需根据是否保留单角子宫妊娠、患者病情等权衡利弊决定。

七、单角合并残角子宫复合妊娠的诊疗关键点

残角子宫妊娠发生率非常低，单角合并残角子宫复合妊娠更是罕见，其发生率占残角子宫妊娠的 5%，所有妊娠中约占 1/200000~1/300000[13]。

（一）早诊断的重要性

随着辅助生殖技术的发展，宫内外复合妊娠的发生率增加，超声医生对辅助生殖助孕的患者，也会提高警惕，但对自然受孕的复合妊娠，特别是合并子宫畸形，因临床发生率极低，容易漏诊。如果子宫畸形在孕前没有被诊断，因自发的单角合并残角子宫妊娠临床罕见，在早期妊娠中，在单角侧子宫腔内发

现了胚胎，检查者可能会更在意对胎儿发育的检查而忽略对附件区的扫查导致漏诊残角子宫的同时妊娠。

研究指出[27-28, 32-36]，如果患者在早期就发现了单角合并残角子宫的同时妊娠，无论患者是否想要保留单角侧子宫妊娠，在医疗监护下，患者的大出血风险及子宫切除风险均有所降低，疾病结局相对较好，因此，可看出早诊断对患者预后改善的重要性。对单角合并残角子宫复合妊娠的诊断，超声是最简便的检查方式，可在孕期连续监测胎儿的发育、残角子宫肌层厚度。

对单角合并残角子宫，既往有过妊娠分娩史的患者，更容易发生漏诊，因为既往成功的妊娠分娩史，会让产科和超声医生忽略子宫畸形的考虑。Gagnon[27]报道的一例单角合并残角子宫复合妊娠患者，既往有一次足月剖宫产史，在剖宫产时，发现子宫右侧有一 5 cm×5 cm 的肿块将子宫推向左侧，术中并没有意识到这个肿块是残角子宫，而被误认为是子宫肌瘤。幸运的是患者在第二次妊娠时，彩超发现了单角合并残角子宫复合妊娠，孕期转介高危妊娠监测，在孕 17 周时怀疑有残角子宫破裂征象，在破裂出血前对残角子宫妊娠行选择性减胎术，最终患者结局良好，单角子宫侧胎儿孕 36 周剖宫产，并获得活胎。但 Pongsuthirak[28]报道的另一位患者，既往有一次早产病史，但也没有发现有子宫畸形，在第二次妊娠 13 周时发现单角合并残角子宫复合妊娠，妊娠 15 周时因残角子宫妊娠破裂出血紧急手术，失血 4000 mL，行子宫切除术，未获得胎儿。因此，对既往有成功妊娠分娩史的患者，再次妊娠时，特别是孕早期，仔细的病史询问和超声扫查，会帮助临床医生获得正确的诊断，减少漏诊导致孕期残角子宫破裂大出血风险。

（二）单角合并残角子宫复合妊娠的治疗

1. 不保留单角子宫侧妊娠的治疗方案。单角子宫和不相通的残角子宫同时妊娠，目前尚无统一的治疗方案。在妊娠早期非急诊状态下，若患者放弃单角子宫侧妊娠，临床处理相对简单，治疗方案与单纯的残角子宫妊娠类似，可选择单角子宫侧妊娠清宫术，残角子宫侧妊娠可选择药物或手术治疗。鉴于残角子宫妊娠的风险性较高，随时可能面临残角子宫破裂大出血风险，确诊后需尽早干预治疗。药物治疗仅可应用于病情平稳、无破裂出血的早期患者。

Edelman 等[29]于 2003 年报道了 1 例通过单次甲氨蝶呤肌内注射治疗残角子宫妊娠，随访至妊娠组织被完全吸收。Sevtap 等[30]于 2007 年报道了 1 例残角子宫宫腔内注射甲氨蝶呤，随访 3 周后患者血 HCG 水平降至正常。为了避免残角子宫妊娠的再次发生，目前手术治疗仍是残角子宫妊娠的最主要治疗方案，术式是切除妊娠的残角子宫及同侧输卵管。近年来，随着腹腔镜手术技术的成熟，成为血流动力学稳定的孕早期患者的首选治疗方案。也有学者建议先予局部或全身注射甲氨蝶呤以降低胚胎绒毛活性，减少子宫血供，后续行手术治疗[31]。

2. 需要保留单角子宫侧妊娠的治疗方案。对要保留单角子宫侧妊娠，则治疗具有一定挑战性。在血流动力学平稳的患者中，可采用切除妊娠侧残角子宫及同侧输卵管。腹腔镜手术对于妊娠子宫的牵拉和刺激轻微，对盆腔内环境干扰较小，在妊娠早中期应用的安全性已得到越来越多的研究证实。有文献报道一例单角合并残角子宫复合妊娠的患者，在孕早期采用腹腔镜下切除妊娠的残角子宫及同侧输卵管，单角子宫侧妊娠维持至足月分娩。另外，也有学者报道使用减胎术成功获得单角侧子宫胎儿，Gagnon 等[27]对一例单角子宫合并残角子宫复合妊娠的患者，在孕 17 周时，采取了残角子宫妊娠减胎的方式，单角子宫侧妊娠维持至足月分娩。若残角子宫已经发生破裂出血的急诊情况，则首先按妇科急诊处理，在抗休克，维持患者生命体征同时急诊剖腹探查，术中行残角子宫及残角子宫侧输卵管切除术，对单角子宫侧妊娠，术后可积极保胎治疗延长孕周。2015 年 Lallar[32]和 2019 年 Hafizi[33]报道的单角合并残角子宫同时妊娠，分别在 16 周和 12 周因残角子宫破裂出血，患者出现急腹症，紧急手术切除残角子宫后，单角子宫侧胎儿术后维持至 37 周和 38 周足月剖宫产，获得活胎。

对单角合并残角子宫复合妊娠，残角子宫因子宫肌层发育不良，宫腔狭小，难以承受过大胎儿，很难维持到孕晚期而获得活胎，大都在孕中期发生子宫破裂，需紧急手术切除妊娠侧残角子宫，即使在孕早期发现了单角合并残角子宫的复合妊娠，孕前纳入了高危妊娠管理，为了避免危及孕妇生命的大出血，最终残角子宫妊娠和单角子宫妊娠同时获得 2 个活胎也十分罕见，即使同时获得 2 个活胎，大都发生早产。Ejnès 等[34]报道了 1 例患者在 26 周发现单角合并残角子宫复合妊娠，孕 29 周时，因担心子宫破裂风险，行剖宫产，早产获得 2 个活胎。也有更为罕见的接近足月分娩获得 2 个活胎的报道。Nanda 等[35] 报道的 1 例妊娠 35 周的双胎孕妇，因子痫前期静滴缩宫素催引产失败，而转剖宫产，在第一个胎儿娩出后，发现子宫内空虚，未见另一胎儿影，最后发现子宫左侧有一残角子宫，胎儿位于残角子宫内，行剖宫产获得另一胎儿，同时行残角子宫切除。这些是罕见的病例报道，实际临床工作中，一定要考虑延长孕周的风险性，原则以保障孕妇安全为前提。

对残角子宫妊娠，因残角子宫不与阴道相通，因此不能经阴道分娩。但 Nahum 等[36] 报道了 1 例残角子宫妊娠经阴道分娩的罕见病例，一名单角合并残角子宫患者，促排后单角合并残角子宫同时妊娠，在妊娠 28^{+2} 周时，患者因早产和臀位行单角子宫侧妊娠剖宫产，术后残角子宫妊娠继续予保胎治疗，但术后第 8 天，因残角子宫侧早产宫缩，单角子宫和残角子宫相连部分的肌层破裂，胎儿头部通过破口进入单角子宫侧宫腔而经阴道分娩，新生儿体重 1120 g，脐带血气正常。这例单角合并残角子宫复合妊娠患者的分娩方式非常奇特，但也存在巨大风险，对医疗机构的应急处理能力有较高要求。

子宫畸形的复合妊娠应在具有经验的母婴医疗机构管理。单角合并残角子宫的复合妊娠，对合并的残角子宫妊娠，为了避免子宫破裂，发现后应积极处理，具体治疗方案的个体化选择非常重要，应结合患者对保留单角子宫妊娠的期望、是否合并残角子宫破裂内出血、医生的临床经验及医疗机构的应急处理能力、新生儿救治能力等因素综合决定治疗方案，以保障母婴安全。

第二节　单角合并残角子宫复合妊娠临床病例

患者，女，24 岁，G0P0，因"停经 8^{+1} 周，发现盆腔异常包块 1 天"于 2021 年 1 月 9 日入院。末次月经 2020 年 11 月 13 日，停经 29 天时，患者自测尿 HCG 阳性，系自然受孕。停经 42 天，患者首次在当地医院就诊，彩超提示宫内早孕，可见卵黄囊，未见胚芽，嘱口服叶酸，建议一周后复查彩超。在停经 8 周时，患者常规当地医院就诊复查，再次行妇科彩超提示：宫腔内见大小约 3.3 cm×1.5 cm×3.4 cm 孕囊，内见胚芽 1.5 cm，见原始心管搏动；另在子宫左侧见残角子宫回声，其内见一大小约 2.9 cm×2.3 cm×2.5 cm 孕囊，内见胚芽长 1.4 cm，可见原始心管搏动，考虑单角子宫合并残角子宫复合妊娠。建议患者转诊至有经验的母婴医疗机构。

患者在入院前 1 天于门诊就诊，复查妇科彩超提示：右侧单角子宫合并左侧残角子宫复合妊娠，单角侧宫腔见孕囊大小约 3.7 cm×2.8 cm×2.7 cm，胚芽长 1.42 cm，见胎心；残角子宫侧见孕囊大小约 3.2 cm×2.6 cm×2.2 cm，胚芽长 1.55 cm，见胎心；残角子宫与单角子宫侧宫腔未见明显相通，残角子宫侧周边肌层最薄处仅有 0.17 cm（图 10-1、图 10-2）。查 HCG 为 198092 IU/L，孕酮 16.5 ng/mL。门诊以"单角合并残角子宫复合妊娠"收入住院。患者自停经后，无腹痛、无阴道流血及肛门坠胀等临床症状。患者此次妊娠前，未做过妇科检查及超声检查。

既往史：否认重大疾病史，否认外伤及手术史，否认输血及药物、食物过敏史。

月经婚育史：初潮年龄 13 岁，月经周期 27~28 天，经期 5 天，月经量中等，偶有痛经，VAS 疼痛评分 3 分以下，24 岁初婚，既往 G0P0。

查体：体温 37.0 ℃，脉搏 108 次/分，呼吸 20 次/分，血压 116/74 mmHg，身高 155 cm，体重 56.5 kg，BMI 23.5 kg/m^2。

妇科查体：外阴发育正常，阴毛分布正常；阴道发育正常，畅通，黏膜光滑，见少许乳白色分泌物；宫颈光滑；宫体增大如 2$^+$ 月孕大小；左附件区扪及一大小约 4 cm×5 cm 活动质地中等的包块，无压痛。

因考虑到残角子宫肌层菲薄，继续妊娠有子宫破裂风险，可能危及孕妇生命安全。与患者详细沟通治疗方案，孕 8^{+4} 周时，在全身麻醉下采取了腹腔镜探查术。因患者保留单角侧宫腔妊娠意愿强烈，术前没有采用甲氨蝶呤杀胚以减少残角子宫侧的血供。腹腔镜术中见右侧单角子宫呈梭状偏向右侧，单角子宫左侧见残角子宫增大，肌层菲薄（图 10-3）。腹腔内没有内出血，也没有粘连。术中尽量避免对单角子宫刺激，用超声刀切除左侧输卵管及左侧妊娠的残角子宫，薇乔缝线连续缝合创面，并将单角子宫左侧固定于左侧圆韧带（图

10-4）。取出残角子宫，剖视见胚胎组织。术中出血 80 mL。

术后病理检查：残角子宫及绒毛组织。术后给予黄体酮 40 mg 肌内注射，每日 1 次，口服地屈孕酮 10 mg，每 8 小时 1 次保胎治疗。

术后第 1 天，复查 HCG 为 104078 IU/L，孕酮 >40 ng/mL。术后第 3 天，复查 HCG 为 87011.5 IU/L，孕酮 27.2 ng/mL；术后第 6 天，复查妇科彩超（图 10-5）提示：宫体大小约 6.6 cm×6.1 cm×6.0 cm，形态饱满，肌层回声欠均质，宫腔内见大小约 4.4 cm×3.7 cm×2.8 cm 孕囊样回声，其内见卵黄囊样回声及长约 2.4 cm 胚芽样回声，可见原始心管搏动，宫颈水平见一个宫颈管回声。盆腔内未见明显游离无回声区。患者术后无腹痛及阴道流血，单角子宫继续妊娠，在术后第 6 天出院，孕期经过顺利。孕 38 周时，患者通过剖宫产获得一健康婴儿，新生儿体重 2546 g。

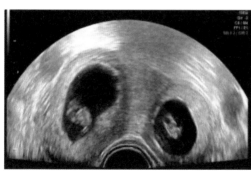

图 10-1　单角合并残角子宫复合妊娠二维超声图像

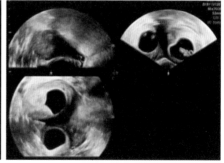

图 10-2　单角合并残角子宫复合妊娠三维超声图像

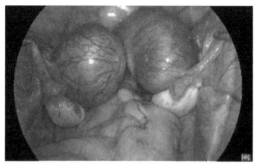

图 10-3　单角合并残角子宫复合妊娠腹腔镜术中所见

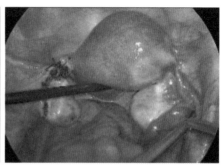

图 10-4　腹腔镜下切除妊娠侧残角子宫后

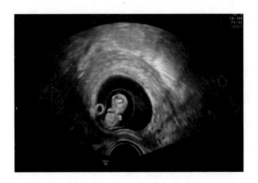

图 10-5 切除妊娠残角子宫术后第 6 天超声图像

参考文献

[1] Chan Y Y, Jayaprakasan K, Zamora J, et al. The prevalence of congenital uterine anomalies in unselected and high-risk populations: a systematic review [J]. Hum Reprod Update, 2011, 17 (6): 761-771.

[2] Cheng C, Tang W, Zhang L, et al. Unruptured pregnancy in a non-communicating rudimentary horn at 37 weeks with a live fetus: a case report [J]. J Biomed Res, 2015, 29 (1): 283-286.

[3] Nanda S, Dahiya K, Sharma N, et al. Successful twin pregnancy in a unicornuate uterus with one fetus in the non-communicating rudimentary horn [J]. Arch Gynecol Obstet, 2009, 280 (6): 993-995.

[4] The American Fertility Society. The American Fertility Society classifications of adnexal adhesions, distal tubal occlusion, tubal occlusion secondary to tubal ligation, tubal pregnancies, müllerian anomalies and intrauterine adhesions [J]. Fertil Steril, 1988, 49 (6): 944-955.

[5] Grimbizis G F, Gordts S, Di Spiezio Sardo A, et al. The ESHRE-ESGE consensus on the classification of female genital tract congenital anomalies [J]. Hum Reprod, 2013, 10 (3): 199-212.

[6] 程文俊. 腹腔镜手术治疗残角子宫的手术技巧及并发症防治[J]. 实用妇产科杂志,

2010，26（5）：326-329.

［7］ Bhagavath B，Behrman E，Salari B W，et al. Metroplasty to treat chronic pelvic pain resulting from outflow tract müllerian anomalies［J］. Am J Obstet Gynecol，2015，213（6）：871. e1-3.

［8］ Ludwin A，Ludwin I，Bhagavath B，et al. Pre-，intra-，and post-operative management of Robert's uterus［J］. Fertil Steril，2018，110（4）：778-779.

［9］ Tellum T，Bracco B，De Braud L V，et al. Reproductive outcome in 326 women with unicornuate uterus［J］. Ultrasound Obstet Gynecol，2023，61（1）：99-108.

［10］夏恩兰，彭雪冰. 宫腔镜手术治疗单角子宫成功妊娠三例报告及文献复习［J］. 中华妇产科杂志，2013，48（9）：689-691.

［11］邓珊，田秦杰. 子宫发育异常合并不孕症的诊治策略［J］. 中国实用妇科与产科杂志，2020，36（6）：519-523.

［12］ Xia E L，Li T C，Choi S S，et al. Reproductive outcome of transcervical uterine incision in unicornuate uterus［J］. Chin Med J（Engl），2017，130（3）：256-261.

［13］ Singh R，Himabindu N，Jayavani R L，et al. Unruptured pregnancy in rudimentary horn presenting as hemoperitoneum［J］.J Obstet Gynaecol India，2016，66（Suppl 2）：626-628.

［14］ Siwatch S，Mehra R，Pandher D K，et al. Rudimentary horn pregnancy：a 10-year experience and review of literature［J］. Arch Gynecol Obstet，2013，287（4）：687-695.

［15］ Li X，Peng P，Liu X，et al. The pregnancy outcomes of patients with rudimentary uterine horn：a 30-year experience［J］. PLoS One，2019，14（1）：e0210788.

［16］ Della Corte L，Fabozzi A，Giampaolino P，et al. A case of 20-week abortion in a rare communicating rudimentary horn of a misinterpreted unicornuate uterus，incorrectly diagnosed as bicornuate：a serious hazard！［J］. Eur J Obstet Gynecol Reprod Biol，2019，235：133-135.

［17］ Li X Q，Qian H J，Zhang X Y，et al. Analysis of the reproductive outcomes and the size of the unicornuate uterus measured by magnetic resonance imaging and their relationship［J］. Arch Gynecol Obstet，2019，299（5）：1321-1330.

［18］ Reichman D，Laufer M R，Robinson B K. Pregnancy outcomes in unicornuate uteri：a review［J］. Fertility and sterility，2009，91（5）：1886-1894.

［19］ Zhang L，Wang X. Clinical outcomes analysis of infertile women with unicornuate uterus in IVF-ET［J］. J Gynecol Obstet Hum Reprod，2021，50（7）：102111.

［20］ Nahum G G. Rudimentary uterine horn pregnancy. The 20th-century worldwide experience of 588 cases［J］. J Reprod Med，2002，47（2）：151-163.

［21］ 徐莉. 经腹及经阴道超声对残角子宫妊娠的诊断价值［J］. 影像研究与医学应用，2021，5（18）：184-185.

［22］ Tsafrir A，Rojansky N，Sela H Y，et al. Rudimentary horn pregnancy：first-trimester prerupture sonographic diagnosis and confirmation by magnetic resonance imaging［J］. J Ultrasound Med，2005，24（2）：219-223.

［23］ Mavrelos D，Sawyer E，Helmy S，et al. Ultrasound diagnosis of ectopic pregnancy in the non-communicating horn of a unicornuate uterus（cornual pregnancy）［J］. Ultrasound Obstet Gynecol，2007，30（5）：765-770.

［24］ Ludwin A，Ludwin I. Comparison of the ESHRE-ESGE and ASRM classifcations of Mullerian duct anomalies in everyday practice［J］. Hum Reprod，2015，30（3）：569-580.

［25］ Sánchez-Ferrer M L，Prieto-Sanchez M T，Sánchez Del Campo F. Variations in clinical presentation of unicornuate uterus with non-communicating rudimentary horn（class IIB of the American Fertility Society classification）［J］. Taiwan J Obstet Gynecol，2018，57（1）：110-114.

［26］ 顾海磊，唐文伟，陆小燕，等. MRI 诊断罕见部位异位妊娠［J］. 中国医学影像技术，2021，37（4）：573-576.

［27］ Gagnon A L，Galerneau F，Williams K. Twin pregnancy with one fetus in a rudimentary horn：a case report of a surviving twin［J］. Br J Obstet Gynaecol，1998，105（12）：1326-1328.

［28］ Pongsuthirak P，Tongsong T，Srisomboon J. Rupture of a noncommunicating rudimentary uterine horn pregnancy with a combined intrauterine pregnancy［J］. Int J Gynecol，1993，41（2）：185-187.

［29］ Edelman A B，Jensen J T，Lee D M，et al. Successful medical abortion of a pregnancy within a noncommunicating udimentary uterine horn［J］. Am J Obstet Gynecol，2003，189（3）：886-887.

［30］ Sevtap H K，Aral A M，Sertac B. An early diagnosis and successful local medical treatment of a rudimentary uterine horn pregnancy：a case report［J］. Arch Gynecol

Obstet，2007，275（4）：297-298.

［31］ Ueda M，Ota K，Takahashi T，et al. Successful pregnancy and term delivery after treatment of unicornuate uterus with noncommunicating rudimentary horn pregnancy with local methotrexate injection followed by laparoscopic resection：a case report and literature review［J］. BMC Pregnancy Childbirth，2021，21（1）：715.

［32］ Lallar M，Nandal R，Sharma D. Unruptured rudimentary horn pregnancy presenting with acute haemoperitoneum with combined intrauterine pregnancy：a case report［J］. Iran J Reprod Med，2015，13（1）：49-52.

［33］ Hafizi L，Ghomian N. Twin pregnancy in the unicornuate uterus and non-communicating rudimentary horn：a case report［J］. Int J Reprod Biomed，2019，17（3）：67-70.

［34］ Ejnès L，Desprez B，Bongain A，et al. Twin pregnancy in a unicornuate uterus with a rudimentary horn［J］. Gynecol Obstet Fertil，2003，31（7-8）：627- 628.

［35］ Nanda S，Dahiya K，Sharma N，et al. Successful twin pregnancy in a unicornuate uterus with one fetus in the non-communicating rudimentary horn［J］. Arch Gynecol Obstet，2009，280（6）：993-995.

［36］ Nahum G G. Rudimentary uterine horn pregnancy. A case report on surviving twins delivered eight days apart［J］. J Reprod Med，1997，42（8）：525-532.

（杨　霞）

第十一章　宫内外复合妊娠合并卵巢过度刺激综合征

第一节　卵巢过度刺激综合征的诊治

一、概述

人类辅助生殖技术的发展为不孕患者带来福音的同时，其相关并发症亦屡见不鲜。其中，卵巢过度刺激综合征（ovarian hyperstimulation syndrome，OHSS）是不育症促排卵或辅助生殖技术控制性超促排卵（controlled ovarian stimulation，COS）中一种常见并发症，主要表现为全身血流动力学改变、血管通透性增加而引起一系列临床症状。据报道，在体外受精-胚胎移植中有8.4%~23.3%患者并发卵巢过度刺激综合征[1]，重度卵巢过度刺激综合征的发生率为0.3%~5%[2]。卵巢过度刺激综合征可致患者出现卵巢增大、腹胀、尿少、腹水、胸腔积液等临床症状，可伴有低蛋白血症、血液浓缩，甚至血栓、多器官受损，严重者可能危及患者生命[3]。其重要原因在于HCG的作用，包括促排卵时外源性HCG的应用或者妊娠早期内源性HCG的升高[3]。卵巢过度刺激综合征是一种自限性疾病，而这种特征主要表现在单纯行取卵术后并发卵巢过度刺激综合征的患者中，对于进行新鲜胚胎移植后并发卵巢过度刺激综合征的患者，由于不断有内源性HCG的产生，往往病程更长、病情更重，此类患者一般需进行住院治疗。

二、高危因素

卵巢过度刺激综合征的病因主要包括患者自身因素、控制性超促排卵方案相关因素以及其他因素。研究显示，年轻人、瘦小、多囊卵巢综合征、应用HCG、妊娠后内源性 HCG 释放、取卵日卵泡数 >20 个均是卵巢过度刺激综合征的高危因素。

1. 患者自身因素。

①年龄。有研究表明年轻女性发生卵巢过度刺激综合征风险明显增加[4-5]，这可能与年轻患者卵巢功能较好，可募集卵泡及促性腺激素受体较多，对促性腺激素的反应更加强烈有关，提示较低的生育年龄是卵巢过度刺激综合征的高危因素。

②体重指数。2019 年一项包括 6288 例患者（其中卵巢过度刺激综合征患者 1240 例）的回顾性分析显示，卵巢过度刺激综合征组患者的 BMI 显著低于非卵巢过度刺激综合征组。但此观点仍存在争议，低 BMI 是否是卵巢过度刺激综合征的高危因素仍有待进一步研究[6]。

③抗缪勒管激素（anti-Mullerian hormone，AMH）。AMH 是一种由窦前卵泡和小窦卵泡颗粒细胞分泌的糖蛋白，可抑制原始卵泡的启动和生长，增强卵泡刺激素在周期性卵泡募集中的作用[7-8]。高水平的 AMH 与卵巢过度刺激综合征的发生密切相关，有较高的预测价值（AUC=0.85）。专家普遍认为 AMH ≥ 2 ng/mL 具有卵巢高反应风险[9]。

④窦卵泡数（antral follicle count，AFC）。较多的 AFC 在控制性卵巢刺激下有更多的卵泡发育，是公认的卵巢过度刺激综合征风险因素[10]。

⑤多囊卵巢综合征（polycystic ovary syndrome，PCOS）。多囊卵巢综合征患者以高雄激素血症、无排卵和多囊卵巢为特征[11]，通常具有高 AMH 水平等卵巢高敏感性表现，是一种常见的内分泌疾病，育龄妇女的发生率为 5%~20%[12]。Ni 等[13]发现，在使用促性腺激素释放激素激动剂（gonadotropin releasing hormone agonist，GnRH-a）方案的人群中，多囊卵巢综合征为卵巢发生过度刺激的独立危险因素（*OR*=2.99，*P*=0.041）。因此，多囊卵巢综合征患者也是发生卵巢过度刺激综合征的高危人群。

2. 控制性超促排卵方案相关因素。Toftager 等[14]发现，相较于 GnRH 拮抗剂方案，GnRH-a 方案中，重度卵巢过度刺激综合征的发生率显著升高。控制性超促排卵过程中常使用大剂量（5000~10000 U）HCG 触发卵母细胞成熟，高水平的血清 HCG 能诱导卵巢颗粒细胞中血管内皮生长因子（vascular endothelial growth factor，VEGF）mRNA 表达，VEGF 与内皮细胞上的受体结合后血管通透性增加，诱发卵巢过度刺激综合征[15]。有学者发现，在拮抗剂中采用 GnRH-a 和低剂量 HCG（1500~2000 U）的"双扳机"策略，不仅可降低卵巢过度刺激综合征的风险，还可获得与常规剂量 HCG 扳机患者相似的妊娠结局[16]。

3. 其他因素。有研究表明，卵巢过度刺激综合征的发生可能还受季节、卵泡液褪黑素浓度和代谢相关因素等的影响。

三、病理生理与发病机制

由于超促排卵导致多个卵泡的生长，机体内雌激素水平过高，从而激发体内的一系列反应致使毛细血管通透性增加，血液循环内的水分向血管外（第三间隙）渗出形成腹水、胸腔积液，而血管内的水分丢失，造成血液浓缩，器官缺血缺氧，重者器官功能衰竭，危及生命。

1. 血管通透性增加。引起血管通透性增加的原因目前尚未完全阐明，可能与雌二醇（estradiol，E2）、孕酮（progesterone，P）、睾酮（testosterone，T）、催乳素（prolactin，PRL）、组胺、5- 羟色胺、前列腺素（prostaglandin，PG）等相关[17]。

①雌激素。据报道，血 E2>3000 pg/mL 或 4000 pg/mL，尿雌三醇（estriol，E3）>150 μg/24 h 是发生卵巢过度刺激综合征的危险因素[18]。

②组胺。卵巢过度刺激综合征的血组胺浓度高于对照组。动物试验中组胺受体 1（histamine receptor，H1-R）阻断剂可以减少腹水生成，但不能阻止卵巢增大。

③前列腺素。过高的雌二醇可以刺激前列腺素合成，从而引起血管通透性增加，动物实验中使用前列腺素抑制剂消炎痛（吲哚美辛）可以防止卵巢过度刺激综合征的体液渗出。

2. 肾素血管紧张素醛固酮系统（renin aniotension aldosterone system，RAAS）。肾素血管紧张素醛固酮是调节血压、维持电解质平衡的主要物质，血管紧张素 II（angiotension II，AG II）与醛固酮（aldosterone，ALD）共同调节体内的水钠潴留、动脉压、血钾平衡。

3. 细胞因子。在卵巢过度刺激综合征患者血液、卵泡液、腹水中，内皮素 - Ⅰ，白介素 1（interleukin 1，IL-1）、IL-6、IL-8 等，肿瘤坏死因子 α（tumor necrosis factor，TNF-α）等均有升高，可能是发病因子，但仍需进一步研究证实。

四、临床表现

卵巢过度刺激综合征多发生于促排卵周期中的黄体期，主要表现为卵巢增大、液体渗入第三腔隙形成腹水、胸腔积液，继而引发血容量减少、血液浓缩、电解质紊乱、少尿，严重时发生低血容量性休克、肝肾功能衰竭、血栓形成。

五、诊断及鉴别诊断

卵巢过度刺激综合征的诊断主要依靠病史、症状及辅助检查。

1. 类型。卵巢过度刺激综合征按其症状出现的时间可分为早发型与迟发型。早发型一般于肌注 HCG 后 3~7 天内发生，为卵巢对 HCG 过度反应所致，妊娠率较高；迟发型于肌注 HCG 后 10 天以上出现，主要见于鲜胚移植患者，可能与妊娠后内源性 HCG 水平快速上升有关。

2. 分度。

（1）卵巢过度刺激综合征的分类。目前临床应用较多的为 Golan 分类法：（3 度 5 级）（1987）分类标准[19]，见表 11-1。

轻度：腹胀、恶心、腹泻等不适，可耐受，超声证实的少量腹水，卵巢增大至 5~7 cm，实验室检查无异常或仅红细胞比容轻度升高。

中度：可有较严重腹胀及恶心、呕吐等胃肠道症状，轻度少尿，临床可检查的腹水（移动性浊音阳性），卵巢增大至 10 cm，实验室检查轻度红细胞比容升高，低蛋白血症等。

重度：严重腹胀、少尿、大量腹水，出现呼吸困难，有胸腔积液存在，卵巢 >10 cm，有明显的血液浓缩或低蛋白血症表现。

极重度：重度以上甚至出现肝、肾功能损害，静脉血栓形成，急性呼吸窘迫综合征，心包积液等严重并发症，危及生命。

表 11-1　Golan 分类法（3 度 5 级）

分类	分级	卵巢直径	临床症状
轻度	1 级	≤ 5 cm	腹胀和不适
	2 级		1 级症状加恶心、呕吐及（或）腹泻
中度	3 级	5~12 cm	1 级症状加超声确定腹水
	4 级		3 级症状加腹水、胸腔积液的临床表现和呼吸困难
重度	5 级	>12 cm	4 级症状加血液浓缩、血液黏度增加，低血容量，少尿

（2）2016 年 ASRM 指南对中重度卵巢过度刺激综合征进行分度[20]，见表 11-2。

表 11-2　中重度卵巢过度刺激综合征的界定

分类	临床表现	实验室指标
中度	腹部症状（包括腹胀、纳差、轻度恶心及呕吐）；卵巢增大，超声证实存在腹水	红细胞比容 >41%，白细胞 >15 × 10⁶/mL
重度	有轻到中度的腹部症状；临床证实存在腹水、胸腔积液；呼吸困难；少尿或无尿；顽固性恶心和（或）呕吐	红细胞比容 >55%，白细胞 >25 × 10⁶/mL，肌酐清除率 <50 mL/min，肌酐 >1.6 mg/dL，钠 <135 mmol/L，血钾 >5 mmol/L，肝酶升高
危急	低血压或低中心静脉压；胸腔大量积液和（或）心包积液；体重增加 >1 kg/24 h；晕厥；严重腹痛；静脉栓塞、动脉血栓形成；无尿、急性肾功能衰竭；心律失常；急性呼吸窘迫综合征；脓毒血症	以上实验室指标进一步恶化

3. 鉴别诊断。

（1）卵巢过度刺激综合征与肝硬化腹水的鉴别。肝硬化腹水为慢性肝脏疾病迁延不愈所致，一般有慢性病毒性肝炎病史，可有长期厌油，食欲不振，肝区疼痛不适等表现，体检可见黄疸、肝掌、蜘蛛痣、腹壁静脉扩张、肝脾肿大等，肝功能检查有明显异常，腹水检查为漏出液，病情逐渐加重，预后差；而卵巢过度刺激综合征患者超促排卵或 IVF-ET 后急性起病，此前检查无慢性肝病史，体检无肝脏增大与肝区压痛等体征，入院检查肝功能正常，B 超检查双侧卵巢明显增大呈蜂窝状，腹水为淡黄色清亮液体，常规检查除富含大量蛋白外，其余各项均符合漏出液表现，故可与肝硬化腹水相鉴别。

（2）卵巢过度刺激综合征与卵巢巨大囊肿的鉴别。卵巢巨大囊肿也可出现腹胀，腹部叩诊浊音，但一般起病较慢，腹部叩诊时表现为腹中部始终呈浊音，一侧腹壁为鼓音，妇科检查可扪及偏于一侧的卵巢巨大包块，B超检查也可探及异常包块；而卵巢过度刺激综合征大量腹水多有明确促排卵病史，起病急，腹部叩诊表现为两侧腹壁为浊音，而腹中部可能为鼓音，B超检查双侧卵巢均增大，内有多个大小不等低回声区呈蜂窝状，故可鉴别。

（3）卵巢过度刺激综合征与卵巢肿瘤合并大量腹水的鉴别。卵巢良性肿瘤出现胸、腹水仅见于卵巢纤维瘤合并梅格斯综合征（Meige syndrome）时，B超与妇科检查均可探及卵巢上实性中等大小包块，单侧居多，手术切除后胸、腹水消失，需病理检查确诊；卵巢恶性肿瘤出现大量腹水时病程多为晚期，患者可表现消瘦、低热、贫血等恶病质征象，B超与妇科检查均可探及卵巢上异常包块，肿瘤标志物检查可阳性，腹水多为血性，检查可发现癌细胞；而卵巢过度刺激综合征患者出现腹水有明显促排卵诱因，一般情况好，B超检查双卵巢对称性增大，呈蜂窝状，穿刺腹水为淡黄清亮液体，检查未见癌细胞，富含大量蛋白，符合卵巢过度刺激综合征表现。

（4）卵巢过度刺激综合征与结核所致胸腔积液、腹水的鉴别。结核为慢性消耗性疾病，患者常有消瘦、慢性咳嗽、咳痰、低热、盗汗、腹痛、腹泻等表现，腹部触诊有柔韧感，可有轻压痛，腹水一般为少量至中等量，较少有大量腹水存在，性状多为草黄色或血性，常规检查为渗出液，可能发现抗酸杆菌存在；而卵巢过度刺激综合征患者无结核感染的慢性症状，有促排卵诱因，急性起病，大量淡黄色清亮腹水，生化检查除富含大量蛋白外，符合漏出液表现，故可鉴别。

六、治疗

卵巢过度刺激综合征属一种自限性疾病，轻度无须特殊处理，两周内可恢复，嘱患者多饮高蛋白食物，注意尿量，适当减少活动，发现尿少、呼吸困难、腹胀加重随时就诊。中、重度卵巢过度刺激综合征不仅可威胁母体生命，而且使妊娠丢失率增加，应住院治疗。若采取相应措施防止患者一般情况恶化，则在 10~14 天左右自然好转。妊娠后内源性 HCG 的水平升高可延长病程，加重症状及延长病程[21]。

1. 一般治疗。治疗过程中应监测血红细胞比容、白细胞计数、电解质、肝肾功、尿渗透压以及出入量、腹围、体重，B 超了解卵巢大小及胸腹水变化，以了解治疗效果。尤其血红细胞比容与卵巢过度刺激综合征的轻重程度相关，可直接反映血容量的多少及血液黏度，影响肾小球流过率，以及有无血栓形成倾向。

2. 扩容。因血液浓缩，只用晶体液不能维持体液平衡，故应予低分子右旋糖酐、白蛋白、冰冻血浆等胶体液扩容。低分子右旋糖酐可以增加肾灌注量、尿量，降低血液黏滞度，改善微循环，防止血栓形成。但低分子右旋糖酐降低血小板黏附，有出血倾向者禁用。血液循环中含量最高的蛋白质，75% 的胶体渗透压由其维持，同时还可以结合并运送大量物质如一些激素、脂肪酸、药物等，可以减少血中血管活性物质的生物浓度。卵巢过度刺激综合征患者血中白蛋白减少，静脉白蛋白治疗后，病情可明显好转。同时白蛋白还可以纠正血中白蛋白的丢失。

3. 纠正电解质平衡。因为扩容、利尿等治疗，以及卵巢过度刺激综合征本身液体的渗出，体内可能存在电解质失衡，故应监测血电解质，一旦电解质紊乱应予及时纠正。

4. 穿刺。对于大量胸腔积液、腹水的患者可在 B 超下行腹穿、胸穿或阴道穿刺，穿刺后并不增加流产率。尤其是在张力性腹水的患者中，扩容后血红细胞比容下降，但尿量不增多，其原因为过多的腹水增大腹压，而使肾血流灌注减少，即使扩容仍不能增加动脉灌注量，因而持续存在少尿现象。这种情况下最好的治疗就是腹穿，放掉腹水后腹压下降可迅速增加肾血流量，随即尿量增多。但应注意，在有腹腔内出血或血流动力学不稳定的情况下禁忌腹穿。

5. 手术治疗。如发生卵巢过大而扭转或卵巢囊肿破裂，腹腔内出血时，必须手术治疗。

6. 并发症预防。血栓预防及肝功能异常治疗，如肝素抗凝及保肝药物运用。

第二节　宫内外复合妊娠合并卵巢过度刺激综合征的诊治

一、概述

卵巢过度刺激综合征患者发生宫内外复合妊娠的可能性低，但早期诊断困难，延误最佳治疗时机，甚至导致异位妊娠破裂大出血，将危及孕妇生命[22-25]。

二、高危因素

控制性促排卵、年轻、多囊卵巢综合征及基础窦卵泡数大于 14 个等都是卵巢过度刺激综合征高危因素[26]。移植 2 个及以上胚胎是宫内外复合妊娠发生的前提条件[27]，输卵管炎症、慢性盆腔炎、输卵管手术操作史及输卵管异位妊娠史等都是宫内外复合妊娠发生的重要因素[28]。张林等[29]研究发现中重度卵巢过度刺激综合征患者宫内外复合妊娠的发生率为 1.65%，且主要集中于鲜胚移植患者。

三、诊断

卵巢过度刺激综合征患者发生宫内外复合妊娠临床症状复杂，容易发生漏诊、误诊及延迟诊断。卵巢过度刺激综合征和宫内外复合妊娠都可能出现腹痛症状，宫内妊娠先兆流产与异位妊娠均有阴道流血可能，腹水与腹腔出血不易区分，甚至还有大约 50% 的卵巢过度刺激综合征无任何明显症状[30]。

1. HCG 检查。根据目前的文献报道及临床诊治经验，HCG 预测法并不适用于宫内外复合妊娠合并卵巢过度刺激综合征患者。

2. 经阴道超声检查。经阴道超声检查对宫内外复合妊娠的诊断率能达到 92.6%[31-32]。但是卵巢过度刺激综合征患者卵巢增大，而增大的卵巢导致输卵管位置发生变化，导致宫内外复合妊娠诊断困难，且卵巢过度刺激综合征患者卵巢内的滤泡也容易遮掩异位妊娠病灶，或者由于宫内孕囊的存在而忽视宫腔以外部位的检查，所以容易发生漏诊，延迟诊断。故对于移植 2 个及以上胚胎患者，即使发现宫内孕囊，也要仔细排查双侧附件。目前，胚胎移植术后患者常规于移植术后 27 天行第一次超声检查，以便早期发现异位妊娠，首次 B 超发现异位妊娠病灶的概率为 56%[33]。但对于妊娠过程中出现腹痛、阴道流血等情况时则应适时提前进行 B 超检查。首次 B 超未发现异位妊娠但具有异位妊娠风险的患者应在 1~2 周复查 B 超[34]。如果患者出现血性腹水，血红蛋白下降，但 B 超未发现子宫及附件的异位妊娠，要同时对盆腔、腹腔其他脏器进行 B 超检查，排除子宫附件之外的妊娠。有经验的 B 超医师至关重要，同时临床医师要向其提供重要的病史资料，特别是移植胚胎个数及既往输卵管情况，以便及早发现和处理宫内外复合妊娠。

四、治疗

宫内外复合妊娠合并卵巢过度刺激综合征患者的治疗主要针对改善卵巢过度刺激综合征症状及解决异位妊娠病灶，但需要尽量保住宫内妊娠。目前，临床上对于卵巢过度刺激综合征可以给予白蛋白、右旋糖酐等纠正低血容量和电解质、酸碱平衡紊乱、预防血栓及保肝等治疗，当腹水、胸腔积液压迫症状明显时，则给予穿刺放腹水及胸腔积液治疗。而宫内外复合妊娠主要是针对异位妊娠病灶的治疗，目前治疗方法有手术治疗及阴道超声指引下行异位妊娠孕囊抽吸和（或）注射药物治疗。所以，对于宫内外复合妊娠合并卵巢过度刺激综合征的患者，宫内外复合妊娠的类型是影响治疗方案选择的主要因素。

1. 超声引导下行异位妊娠孕囊抽吸和（或）注射药物治疗。此方法的安全性及有效性尚不明确，目前仅见于病例报道[35]。如间质部妊娠、宫角妊娠、肌壁间妊娠和宫颈妊娠等特殊部位的异位妊娠，为减少对子宫的操作，可选择孕囊局部注射药物治疗，如甲氨蝶呤和（或）氯化钾[33]。但宫内外复合妊娠合并卵巢过度刺激综合征患者，常常伴有大量腹水，增大了穿刺难度，超声指引下行异位妊娠孕囊抽吸和（或）注射药物治疗的选择更应谨慎。

2. 手术治疗。目前宫内外复合妊娠的主要治疗方式是手术治疗，有腹腔镜手术和剖腹手术[35]。剖腹手术一般用于紧急抢救情况，如发生活动性出血、失血休克等，临床不常用[36]。腹腔镜具有手术视野暴露好、术后疼痛轻及住院时间短等优点，是临床上的主流方式。但对于宫内外复合妊娠合并卵巢过度刺激综合征患者，手术难度及风险增大。一是由于增大的卵巢和子宫会遮挡手术视野，过度牵拉子宫会引起子宫收缩导致流产，卵巢比较脆，容易造成医源性创伤出血。在手术过程中，动作要轻柔，尽量减少对子宫卵巢的牵拉。二是对于宫内外复合妊娠合并重度卵巢过度刺激综合征患者，因腹腔内存在大量腹水，无法对异位妊娠病灶有效清除、电凝或电切，导致手术较为棘手。所以术前需要吸净腹腔的大量腹水，由于手术过程中 CO_2 气腹的建立及维持，吸出腹水过程中腹压并没有发生太大变化，但在手术结束后，需要排出腹腔内的 CO_2，并且手术已抽吸腹腔大量腹水，致使腹腔内压力迅速下降，下腔静脉阻力降低，同时膈肌下移，肺部血容量扩增，回心血容量骤然增加，可能诱发急性左心衰[37]。故对于该类患者，在术前建立气腹后，需要缓慢吸除腹水（一开始低腹压，在腹水缓慢减少过程中，缓慢增加腹压），手术结束后，要缓慢释放 CO_2 气体，同时与麻醉医师沟通患者生命体征及病情变化，术后必要时可于腹部放置沙袋压迫。

五、预防

1.冷冻胚胎移植。由于发生宫内外复合妊娠合并卵巢过度刺激综合征患者主要是鲜胚移植患者，对于冻胚移植患者，几乎不发生卵巢过度刺激综合征，故放弃促排卵周期的胚胎移植，将胚胎选择性地冻存，择期再进行胚胎的复苏和移植，可以缩短早发型卵巢过度刺激综合征的病程，且可预防晚发型卵巢过度刺激综合征。新鲜与冷冻胚胎移植发生异位妊娠的风险仍不清楚。2014 年的一项荟萃分析显示新鲜胚胎移植与冷冻胚胎移植发生异位妊娠率无显著差异[38]。然而，还有两项 2015 年的研究发现，与冷冻胚胎相比，新鲜胚胎移植后的异位妊娠率更高[39-40]。

2.胚胎移植数量。多胚胎移植是发生宫内外复合妊娠的高危因素[41]。另外，多胎妊娠使内源性 HCG 过高，可能导致卵巢过度刺激综合征的症状更重、病程更长。故应尽量避免多胎移植以减少宫内外复合妊娠合并卵巢过度刺激综合征的发生。

第三节　宫内外复合妊娠合并卵巢过度刺激综合征临床病例

患者，女，30 岁，主因"胚胎移植术后 33 天，超声提示附件包块 2 小时"于 2020 年 5 月 9 日入院。患者因"输卵管阻塞、多囊卵巢综合征"行辅助生殖助孕术，于 2020 年 4 月 3 日行取卵术，获优质卵 8 个，取卵术后予以口服抗生素治疗，术后感轻微腹胀腹痛。33 天前行胚胎移植，移植两枚鲜胚，移植术后常规予以黄体支持对症治疗。移植术后感腹胀较前稍加重，能忍受，无胸闷、气促等不适，尿量基本正常。移植术后 13 天查尿 HCG 阳性，血 HCG 为 1365 IU/L，继续予以黄体支持治疗，其间仍感腹胀痛，无明显加重，尿量轻微减少，无胸闷、呼吸困难等，自行于外院输注白蛋白等治疗 3 天（具体不详）。移植术后 27 天门诊行第一次常规彩超提示：宫内早孕（可见点状胚芽样回声，似见原始心管搏动），双卵巢大（左侧 6.1 cm×5.5 cm，右侧 9.0 cm×8.7 cm），盆腔积液，嘱 7 天后复查。故于入院当日复查彩超，提示宫内早孕，可见胚芽胎心，右侧子宫角部向外凸大小约 1.7 cm×1.5 cm 异常不均质稍高回声区，考虑"宫内外复合妊娠，卵巢过度刺激综合征，胚胎移植术后"收治入院。入院时患者偶尔觉右下腹胀痛，无阴道流血及肛门坠胀，轻微恶心，精神、食欲正常，大小便正常，体重无明显变化。

既往史：2016 年因"不孕"在某三甲医院行宫腹腔镜诊治术，自诉术中提示双侧输卵管间质部阻塞。否认"肝炎、结核"病史，否认肾炎、高血压、糖尿病、甲亢、甲减等病史。

月经及婚育史：初潮年龄 12 岁，周期 28~37 天，经期 3~4 天，量中，无痛经，既往 G0P0。

查体：体温 36.8 ℃，脉搏 78 次 / 分，呼吸 20 次 / 分，血压 118/77 mmHg，身高 160 cm，体重 70 kg，发育正常，营养中等，体型偏胖。全腹软，稍膨隆，张力稍大，无压痛，无反跳痛，肌紧张，双下肢无水肿，活动自如。

妇科查体：外阴阴性；阴道少许白色分泌物；宫颈光滑，无举痛及摇摆痛；宫体前位，稍饱满；双附件区扪及不清。阴道后穹隆穿刺抽出淡黄色液体约 4 mL。

辅助检查结果如下。入院当日（2020 年 5 月 9 日）复查妇科三维彩超提示：

子宫前位，宫体大小约 6.5 cm × 6.7 cm × 6.0 cm，形态饱满，肌层回声欠均质，宫腔内见大小约 3.1 cm × 2.1 cm × 1.6 cm 孕囊样回声，其内见卵黄囊样回声及长约 0.87 cm 胚芽样回声，可见原始心管搏动，孕囊旁见少许不规则无回声区。左侧卵巢 6.3 cm × 5.1 cm，右侧卵巢 9.4 cm × 6.6 cm，于右侧子宫角部向外凸大小约 1.7 cm × 1.5 cm 异常不均质稍高回声区，与子宫肌层无分界，与卵巢分界不清，该异常回声区与宫腔无明显相通，其内见大小 0.6 cm × 0.6 cm 无回声区，彩色多普勒血流成像其内见点条状血流信号。子宫前、后方分别见范围 4.5 cm × 3.0 cm、6.5 cm × 4.1 cm 不规则游离无回声区，透声好。超声结果提示，宫内合并输卵管间质部妊娠，卵巢增大，盆腔积液（图 11-1）。胸腔彩超提示双侧胸腔积液（左侧胸腔可见游离无回声区 2.1 cm，右侧胸腔可见游离无回声区 3.4 cm）。血常规检查：白细胞 13.1 × 10⁹/L，血红蛋白 136 g/L，红细胞比容 44.1%，中性粒细胞百分率 83.3%，白细胞形态未见明显异常；HCG 为 62576.1 IU/L，孕酮 > 40.0 ng/mL，雌二醇 3200 pg/mL。肝功：谷丙转氨酶 98 U/L，谷草转氨酶 102 U/L，白蛋白 32 g/L，肾功未见异常。

入院后根据相关辅助检查，患者系宫内外复合妊娠（宫内合并输卵管间质部妊娠）合并重度卵巢过度刺激综合征。因考虑异位妊娠系特殊的间质部妊娠，故予以完善相关检查后，于入院后次日在全身麻醉下行"腹腔镜下右输卵管间质部妊娠物清除 + 盆腔粘连分离术"。腹腔镜术中见：子宫大小约 1⁺ 月孕大小，表面光滑；右输卵管间质部增粗，大小约 2 cm × 2 cm，壶腹部及伞端形态正常，左输卵管外观形态正常。双卵巢增大，左侧卵巢 6 cm × 5 cm，右侧卵巢 10 cm × 6 cm；子宫前后方可见淡黄色清亮液体约 500 mL（图 11-2）。术中先吸取盆腔积液，再使用超声刀分离盆腔粘连，单极电刀切开右侧输卵管间质部，取出组织见绒毛，1-0 薇乔线缝合创面。高频双极电凝止血。手术顺利，术中失血约 10 mL。术后当天及第一天予以头孢美唑 1 g 静脉滴注，每 8 小时一次抗炎，黄体酮 40 mg 肌内注射，每天一次保胎对症治疗。

术后第 2 天，患者精神状态可，能少量进食，无明显头晕、心慌、胸闷等不适，阴道无流血、流液；能自由活动，但感轻微下腹胀痛，自解小便通畅。查体：腹软，无压痛。复查血常规：白细胞 8.6 × 10⁹/L，血红蛋白 131 g/L，红细胞比容 39%，中性粒细胞百分率 69.4 %，白细胞形态未见明显异常。肝功：

谷丙转氨酶 78 U/L，谷草转氨酶 80 U/L，白蛋白 29 g/L。继续予以保胎治疗，加用白蛋白、保肝等扩容保肝治疗 2 天。

术后第 4 天，复查血常规：白细胞 7.1×10^9/L，血红蛋白 134 g/L，红细胞比容 36%，中性粒细胞百分率 65%。肝功：谷丙转氨酶 54 U/L，谷草转氨酶 40 U/L，白蛋白 34 g/L。妇科超声：子宫前位，宫体大小约 7.5 cm×6.8 cm×6.3 cm，形态饱满，肌层回声欠均质，宫腔内见大小约 2.9 cm×2.9 cm×2.0 cm 孕囊样回声，其内见卵黄囊样回声及长约 1.13 cm 胚芽样回声，可见原始心管搏动。孕囊旁见少许不规则无回声区。左侧卵巢大小约 7.0 cm×4.8 cm，右侧卵巢大小约 9.3 cm×9.0 cm，其内均可见大小不等多个类圆形无回声，无回声区内透声差，彩色多普勒血流成像双卵巢均可见彩色血流信号。盆腔内见范围约 4.9 cm×1.4 cm 游离无回声区，透声可。胸腔彩超提示：左侧胸腔可见游离无回声区 1.2 cm，右侧胸腔可见游离无回声区 1.7 cm。考虑患者症状明显好转，术后恢复好，故于术后第 5 天出院，门诊定期随访。

出院第 1 周（移植术后 45 天）术后门诊复查彩超提示宫内早孕，可见胚芽胎心，双侧卵巢稍大（左侧 5.0 cm×3.8 cm，右侧约 7.3 cm×6.0 cm），盆腔少许游离无回声区，胸腔彩超未提示胸腔积液。转产科门诊常规产检。

随访孕期顺利，于妊娠 39^{+1} 周剖宫产一女，体重 3650 g，Apgar 评分 10 分—10 分—10 分。

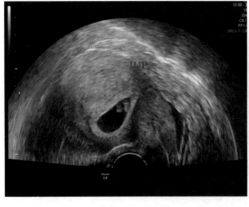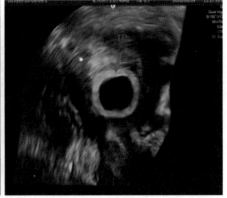

图 11-1 移植术后 33 天的三维超声图像

注：IUP 示宫内妊娠；IP 示间质部妊娠

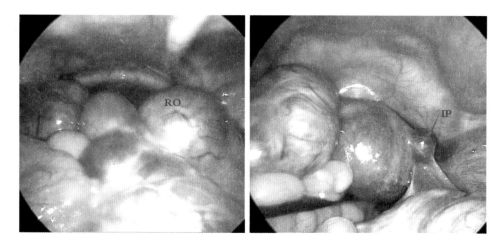

图 11-2 腹腔镜术中图像

注：箭头示腹水；LO 示左侧增大的卵巢；RO 示右侧增大的卵巢；IP 示右侧输卵管间质部妊娠

参考文献

［1］ Tarlatzi T B，Venetis C A，Devreker F，et al. What is the best predictor of severe ovarian hyperstimulation syndrome in IVF? A cohort study［J］. J Assist Reprod Genet，2017，34（10）：1341-1351.

［2］ Mourad S，Brown J，Farquhar C. Interventions for the prevention of OHSS in ART cycles: an overview of Cochrane reviews［J］. Cochrane Database Syst Rev，2017，1（1）：CD012103.

［3］ Elchalal U，Schenker J G. The pathophysiology of ovarian hyperstimulation syndrome--views and ideas［J］. Hum Reprod，1997，12（6）：1129-1137.

［4］ Abbara A，Patel B，Parekh I，et al. Ovarian Hyperstimulation Syndrome（OHSS）requiring Intensive Care Unit（ICU）admission between 1996-2020 in England，Wales，and Northern Ireland［J］. Front Endocrinol，2022，13：1060173.

［5］ Sun B，Ma Y，Li L，et al. Factors associated with Ovarian Hyperstimulation Syndrome （OHSS） Severity in women with polycystic ovary syndrome undergoing

IVF/ICSI［J］. Front Endocrinol（Lausanne）, 2021, 11: 615957.

［6］ 胡琳莉, 谢瑞, 孙莹璞. 卵泡期长效长方案促排卵患者发生卵巢过度刺激综合征危险因素分析及其发病风险的预测［J］. 中华生殖与避孕杂志, 2019, 39（11）: 874-887.

［7］ Bruno-Gaston J, Jung J, Kumar T, et al. Association of ovarian response with picoAMH in women undergoing controlled ovarian hyperstimulation［J］. Clin Biochem, 2021, 95: 34-40.

［8］ di Clemente N, Racine C, Pierre A, et al. Anti-müllerian hormone in female reproduction［J］. Endocr Rev, 2021, 42（6）: 753-782.

［9］ Feferkorn I, Ata B, Esteves S C, et al. The HERA（Hyperresponse Risk Assessment）Delphi consensus definition of hyperresponders for in-vitro fertilization［J］. J Assist Reprod Genet, 2023, 40（5）: 1071-1081.

［10］ Drakopoulos P, Khalaf Y, Esteves S C, et al. Treatment algorithms for high responders: what we can learn from randomized controlled trials, real-world data and models［J］. Best Pract Res Clin Obstet Gynaecol, 2023, 86: 102301.

［11］ Franik S, Le Q K, Kremer J A, et al. Aromatase inhibitors（letrozole）for ovulation induction in infertile women with polycystic ovary syndrome［J］. Cochrane Database Syst Rev, 2022, 9（9）: CD010287.

［12］ Gao R, Liao X, Huang W R, et al. Follicular-phase GnRH agonist protocol is another choice for polycystic ovary syndrome patients with lower LH/FSH and lower AMH levels without increasing severe OHSS risk［J］. Front Endocrinol（Lausanne）, 2022, 13: 905263.

［13］ Ni Y H, Zhang H L, Jiang W W. Analysis and prediction of risk factors of ovarian hyperstimulation caused by Long-acting GnRH agonist protocol in follicular phase［J］. Eur Rev Med Pharmacol Sci, 2022, 26（9）: 3261-3268.

［14］ Toftager M, Bogstad J, Bryndorf T, et al. Risk of severe ovarian hyperstimulation syndrome in GnRH antagonist versus GnRH agonist protocol: RCT including 1050 first IVF/ICSI cycles［J］. Hum Reprod, 2016, 31（6）: 1253-1264.

［15］ Hortu I, Karadadas E, Ozceltik G, et al. Oxytocin and cabergoline alleviate ovarian hyperstimulation syndrome（OHSS）by suppressing vascular endothelial growth factor（VEGF）in an experimental model［J］. Arch Gynecol Obstet, 2021, 303（4）: 1099-1108.

［16］ Gao F M，Wang Y B，Fu M，et al. Effect of a "dual trigger" using a GnRH agonist and HCG on the cumulative live-birth rate for normal responders in GnRH-antagonist cycles［J］. Front Med，2021，8：683210.

［17］ 武天睿，孟昱时. 卵巢过度刺激综合征的发病机制及预防药物研究进展［J］. 生殖医学杂志，2024，33（3）：401-406.

［18］ 黄家佳，杨健之. 卵巢过度刺激综合征危险因素及发病机制的研究进展［J］. 生殖与避孕，2011，31（4）：283-287.

［19］ Golan A，Ron-el R，Herman A，et al. Ovarian hyperstimulation syndrome：an update review［J］. Obstet Gynecol Surv，1989，44（6）：430-440.

［20］ Practice Committee of the American Society for Reproductive Medicine. Prevention and treatment of moderate and severe ovarian hyperstimulation syndrome：a guideline［J］. Fertil Steril，2016，106（7）：1634-1647.

［21］ 刘伟信，曾琴，徐红. 卵巢过度刺激综合征防治研究进展［J］. 中国计划生育和妇产科，2017，9（1）：20-23，28.

［22］ Veiga E C A，Samama M，Ikeda F，et al. Melatonin improves fertilization rate in assisted reproduction：systematic review and meta-analysis［J］. Clinics（Sao Paulo），2024，79：100397.

［23］ Anastasakis E，Jetti A，Macara L，et al. A case of heterotopic pregnancy in the absence of risk factors. A brief literature review［J］. Fetal Diagn Ther，2007，22（4）：285-288.

［24］ Xiao S，Mo M，Hu X，et al. Study on the incidence and influences on heterotopic pregnancy from embryo transfer of fresh cycles and frozen-thawed cycles［J］. J Assist Reprod Genet，2018，35（4）：677-681.

［25］ Xu Y，Lu Y，Chen H，et al. Heterotopic pregnancy after in vitro fertilization and embryo transfer after bilateral total salpingectomy/tubal ligation：case report and literature review［J］. J Minim Invasive Gynecol，2016，23（3）：338-845.

［26］ 崔彦芬，刘英. 卵巢过度刺激综合征的预测及预防［J］. 中国优生与遗传杂志，2014，22（1）：3-4.

［27］ 刘风华，李旎. 辅助生殖技术后发生宫内外同时妊娠的相关因素分析［J］. 中国优生与遗传杂志，2010，18（4）：126-127.

［28］ Yamamoto R，Murakoshi H，Yamasihita Y，et al. Heterotopic pregnancy diagnosed before the onset of severe symptoms：case report［J］. Clin Exp Obstet Gynecol，

2013，40（3）：445-447.

［29］ 张林，郭丽萍，钟影汤，等 . 卵巢过度刺激综合征患者胚胎移植后异位妊娠 5 例临床分析［J］. 实用妇产科杂志，2013，29（12）：945-947.

［30］ Reece E A，Petrie R H，Sirmans M F，et al. Combined intrauterine and extrauterine gestations：a review［J］. Am J Obstet Gynecol，1983，146（3）：323-330.

［31］ Li X H，Ouyang Y，Lu G X. Value of transvaginal sonography in diagnosing heterotopic pregnancy after in-vitro fertilization with embryo transfer［J］. Ultrasound Obstet Gynecol，2013，41（5）：563-569.

［32］ Casikar I，Reid S，Condous G. Ectopic pregnancy：ultrasound diagnosis in modern management［J］. Clin Obstet Gynecol，2012，55（2）：40240-40249.

［33］ Yu Y，Xu W，Xie Z，et al. Management and outcome of 25 heterotopic pregnancies in Zhejiang，China［J］. Eur J Obstet Gynecol Reprod Biol，2014，180：157-161.

［34］ Wang L L，Chen X，Ye D S，et al. Misdiagnosis and delayed diagnosis for ectopic and heterotopic pregnancies after in vitro fertilization and embryo transfer［J］. J Huazhong Univ Sci Technolog Med Sci，2014，34（1）：103-107.

［35］ 李国华，王改珍，周琪，等 . 宫内妊娠合并宫外妊娠的诊断及治疗进展［J］. 现代妇产科进展，2013，22（4）：330-331.

［36］ Jan F，Naiko G M，Rather M H，et al. Ruptured heterotopic pregnancy：a rare cause for hemoperitoneum; report of three cases from kashmir，India［J］. Indian J Surg，2010，72（5）：404-406.

［37］ 刘思曼，林秀 . IVT-ET 后重度卵巢过度刺激综合征合并宫内外复合妊娠手术发生急性左心衰 1 例报道［J］. 生殖医学杂志，2020，29（9）：1235-1236.

［38］ Acharya K S，Provost M P，Yeh J S，et al. Ectopic pregnancy rates in frozen versus fresh embryo transfer in in vitro fertilization：a systematic review and meta-analysis ［J］. Middle East Fertil Soc J，2014，19（4）：233-238.

［39］ Li Z，Sullivan E A，Chapman M，et al. Risk of ectopic pregnancy lowest with transfer of single frozen blastocyst［J］. Hum Reprod，2015，30（9）：2048-2054.

［40］ Perkins K M，Boulet S L，Kissin D M，et al. Risk of ectopic pregnancy associated with assisted reproductive technology in the United States［J］. Obstet Gynecol，2015，125（1）：70-78.

［41］ Dor J，Seidman D S，Levran D，et al. The incidence of combined intrauterine and extrauterine pregnancy after in vitro fertilisation and embryo transfer［J］. Fertil Steril，1991，55（4）：833-834.

（陈　丽）

第十二章　宫内外复合妊娠的围手术期管理及妊娠期监督

第一节　围手术期管理

一、术前检查和术前评估

规范的术前检查和术前评估能够识别潜在风险，针对性地制订相应处理措施和预案，有效减少并发症及医患矛盾，是维护患者生命安全的重要保障。

1.病史回顾及体格检查。重视常规病史采集的内容，对于宫内外复合妊娠的患者，尤其需要了解患者既往生育情况，是否合并不孕及不孕原因，是否辅助生殖受孕及剩余胚胎情况，既往手术史及肿瘤史，既往血栓性疾病史以及是否有易栓的潜在风险（如复发性流产），盆腔炎病史以及患者生育意愿等。注意患者生命体征，部分宫内外复合妊娠患者由于术前已发生异位妊娠破裂、腹腔内出血等，应监测生命体征，必要时需行绿色通道，同时应注意昏迷患者的身份识别（可佩戴特殊的腕带）[1]。

2.实验室及影像学检查。患者术前需完成血常规、尿常规、凝血功能、血型、肝功能、肾功能、血糖、免疫学（乙型肝炎、丙型肝炎、梅毒、艾滋病等）等常规实验室检查。同时完善 HCG、孕酮水平测定。若患者合并特殊性疾病史，酌情追加相应的实验室检查，如患者合并甲状腺疾病，可完善甲状腺功能测定、病情稳定者可完善甲状腺 B 超；如患者合并糖尿病，可检测糖化血红蛋白。阴道超声诊断宫内外复合妊娠的敏感度为 92.4%，特异度为 100%[2]，所有患者术前均需完成盆腔超声检查，如遇与外院超声检查不一致或超声表现不典型者，应重新复查明确诊断。

3. 营养状态评估。营养状态是影响患者术后恢复的关键因素，因此围手术期的营养状态评估十分重要，尤其是针对低体重患者及妊娠期妇女。评估发现存在营养不良风险的患者，可以针对性地给予干预，改善营养状态。营养风险筛查 2002（nutritional risk screening 2002，NRS 2002）是最常用的综合评估方法，见表 12-1，当评分 ≥ 3 分时表明存在营养不良风险[3]。

表 12-1　营养风险筛查 2002

评分	内容
A. 营养状态受损评分（取最高分）	
1 分（任一项）	近 3 个月体质量下降 >5%
	近 1 周内进食量减少 >25%
2 分（任一项）	近 2 个月体质量下降 >5%
	近 1 周内进食量减少 >50%
3 分（任一项）	近 1 个月体质量下降 >5%
	近 1 周内进食量减少 >75%
	体质量指数 <18.5 kg/m^2 及一般情况差
B. 疾病严重程度评分（取最高分）	
1 分（任一项）	一般恶性肿瘤、髋部骨折、长期血液透析、糖尿病、慢性疾病（如肝硬化、慢性阻塞性肺疾病）
2 分（任一项）	血液恶性肿瘤、重症肺炎、腹部大型手术、脑卒中
3 分（任一项）	重症颅脑损伤、骨髓移植、重症监护、急性生理与慢性健康评分（APACHE Ⅱ）>10 分
C. 年龄评分	
1 分	年龄 ≥ 70 岁

注：营养风险筛查评分 =A+B+C；如果患者的评分≥ 3 分，则提示患者存在营养风险。

4. 血栓风险评估。静脉血栓栓塞症（venous thromboembolism，VTE）包括深静脉血栓形成（deep venous thrombosis，DVT）和肺栓塞（pulmonary embolism，PE），是威胁患者生命安全的首要因素。据报道，在有预防措施时，妇科腹腔镜术后深静脉血栓形成的发生率为 0.5%~0.7%，在无预防措施时，妇科腹腔镜术后深静脉血栓形成的发生率为 4.0%[4]。推荐患者入院 24 小时内完成血栓风险评估，并根据风险等级给予相应的预防措施。基于风险分级的预防可以提高预防效率，合理利用资源。目前国际上常用的静脉血栓栓塞症风险评估模型是 Caprini 评分，根据危险因素和赋值计算总分，分为低危（0~1 分）、中危（2 分）、高危（3~4 分）和极高危（≥ 5 分），见表 12-2[4]。Qu 等[5]对我国 930 例妇科手术患者的临床资料进行回顾性分析，根据 6 个独立危险因素建立了 G-Caprini 模型，包括年龄 ≥ 50 岁、高血压、静脉曲张、手术时长 ≥ 3 小时、术后卧床时间 ≥ 48 小时和开腹手术，每项风险因素赋值 1 分，并根据总分估计静脉血栓栓塞症风险。评分 0 分为低危，评分 1 分为中危，评分 2 分为高危，评分 ≥ 3 分为极高危。G-Caprini 模型是目前唯一用于妇科手术患者静脉血栓栓塞症风险评估的模型，虽然尚无其他研究验证，但已被国内许多机构采用。建议妊娠患者术中和术后采用气动加压装置以及术后早期下床活动以预防深静脉血栓[6]。

表 12-2　Caprini 评分

评分[a]	危险因素[b]
1 分	年龄 41~59 岁
	计划性小手术
	近期大手术史
	静脉曲张
	炎症性肠疾病病史
	目前存在下肢水肿
	BMI>30 kg/m²
	急性心肌梗死（1 个月内）
	充血性心力衰竭（1 个月内）
	败血症（1 个月内）
	严重肺部疾病，包括肺炎（1 个月内）
	肺功能异常（慢性阻塞性肺疾病）
	需要卧床的患者
	下肢石膏固定

续表

评分[a]	危险因素[b]
	中心静脉置管
	输血（1 个月内）
	其他危险因素
1 分（针对女性患者）	口服避孕药或激素替代治疗
	妊娠或产后（1 个月内）
	原因不明死胎史，复发性自然流产（≥ 3 次），早产合并妊娠期高血压疾病或胎儿生长受限
2 分	年龄 60~74 岁
	大手术（手术时长 ≤ 60 min）[c]
	关节镜手术（手术时长 >60 min）[c]
	腹腔镜手术（手术时长 >60 min）[c]
	恶性肿瘤病史
	肥胖（BMI>40 kg/m^2）
3 分	年龄 ≥ 75 岁
	大手术（手术时长为 2~3 h）[c]
	BMI>50 kg/m^2
	浅静脉、深静脉血栓或肺栓塞家族史
	深静脉血栓或肺栓塞家族史
	目前存在恶性肿瘤或接受化疗
	目前存在因子 V Leiden 基因突变
	凝血酶原 20210A 阳性
	血清同型半胱氨酸水平升高
	狼疮抗凝物阳性
	抗心磷脂抗体阳性
	肝素诱导的血小板减少
	其他血栓形成倾向
5 分	择期下肢关节置换术
	髋关节、骨盆或下肢骨折
	脑卒中（1 个月内）

续表

评分[a]	危险因素[b]
	多发性创伤（1 个月内）
	急性脊髓损伤或瘫痪（1 个月内）
	大手术（手术时长 ≥ 3 h）[c]

注：a 指每项危险因素的评分值；b 指每项危险因素的评分值取决于其导致血栓事件的概率，例如恶性肿瘤为 3 分、卧床为 1 分，因为恶性肿瘤相对更容易导致血栓形成；c 只能选择 1 项因素。

二、术前准备

1. 皮肤准备。术前皮肤准备的目的是减少手术部位感染的发生，皮肤的准备包括全身淋浴、备皮和使用皮肤消毒液等。美国妇产科医师学会在 2018 年《妇科手术感染预防》指南中推荐，经腹部手术患者，术前夜应全身淋浴或沐浴[7]。如患者生命体征平稳，术前使用抗菌皂、普通香皂或洗剂全身淋浴。一项 Meta 分析[8]纳入 19 项随机对照试验和 6 项半随机试验，共计 8919 名受试者，使用剪刀或脱毛膏备皮的患者，手术部位感染风险与不脱毛者相比，差异无统计学意义；使用剃刀剃毛者相比于不脱毛者，手术部位感染可能性会更高。表明术前应尽量避免剃刀剃毛备皮，如果选择经腹手术，可以使用剪刀或脱毛膏，脱毛时间选择在手术当日。

2. 预防手术部位感染。预防用药目的主要是预防手术部位感染，包括浅表切口感染、深部切口感染和手术所涉及的器官 / 腔隙感染，但不能预防与手术无直接关系的、术后可能发生的其他部位感染。经腹 / 腹腔镜下附件区手术或子宫手术为Ⅰ类切口，异位妊娠减胎术为 0 类切口，一般情况下不需要预防使用抗菌药物。目前对复合妊娠术前是否预防性使用抗生素无相关指南共识推荐。有报道复合妊娠术后出现胎膜早破、宫内感染[9]，故建议术前可预防性使用抗生素，以减少操作引起的宫内感染、胎膜早破等不良结局。复合妊娠术后的感染通常由定植于皮肤的细菌所致，主要致病菌为金黄色葡萄球菌和表皮葡萄球菌，可选择针对金黄色葡萄球菌的抗菌药物，同时应考虑抗菌药物对胎儿的风险，头孢类为美国食品及药物管理局分类 B 类，可安全用于孕期，故推荐第一、二代头孢菌素。如对头孢过敏者，建议使用克林霉素。预防用抗菌药物的给药途径为静脉输注，一般在皮肤、黏膜切开前 0.5~1 h 内。如手术时间超过 3 h 或术中出血超过 1000 mL，可在术中追加 1 次，预防用药时间为 24 h，必要时延长至 48 h[10-11]。

3. 积极抗休克。若复合妊娠破裂，腹腔内出血，出现失血性休克，需在准备手术的同时，积极抗休克治疗。给予持续心电监护并做好抢救记录，给予留置导尿并记录出入量；建立至少 2 个静脉通道，最好尽早建立中心静脉通路，监测中心静脉压，及时补充血容量，指导输血输液，如有条件可采取回收自体输血；监测血气分析，及时纠正酸中毒；血压低时应用升压药物及正性肌力药物，改善重要器官功能[12]；防止肾衰，少尿时应快速补液[13]；保护心脏，出现心衰时应用强心药物，及时改善心功能[14]。

4. 监测血糖。以往认为糖尿病是中老年性疾病，但滕卫平[15]对我国 2015—2017 年间 75880 名成年人进行糖尿病及糖尿病前期横断面调查显示，18~29 岁糖尿病及糖尿病前期患病率为 2.0% 和 20.2%，30~39 岁人群分别为 6.3% 和 29.9%，2 型糖尿病确诊年龄正在提前。对于复合妊娠这类年轻患者，也需关注其血糖情况，若血糖波动幅度大，会增加手术部位切口感染的风险。围手术期应严密监测血糖变化，避免血糖过高或过低，推荐血糖控制在 7.8~10.0 mmol/L。正常饮食患者控制餐前血糖 ≤ 7.8 mmol/L，餐后血糖 ≤ 10.0 mmol/L。当血糖 >10.0 mmol/L 时推荐给予胰岛素治疗。对于禁食的普通患者，血糖高于 7.8 mmol/L 时即需降糖治疗。糖尿病患者手术当日停用口服降糖药和非胰岛素注射剂。磺脲类和格列奈类口服降糖药可能造成低血糖，术前应停用至少 24 h；二甲双胍有引起乳酸酸中毒的风险，肾功能不全者术前停用 24~48 h。入院前长期胰岛素治疗者，方案多为控制基础血糖的中长效胰岛素联合控制餐后血糖的短效胰岛素皮下注射，手术当日可保留中长效胰岛素，剂量不变或减少 1/3~1/2，停用餐前短效胰岛素[16]。同时还要警惕低血糖的发生，术前可酌情佩戴胰岛素泵。部分非糖尿病患者术后可能会出现应激性高血糖。

5. 监测血压。围手术期高血压明显增加心、脑血管意外，良好的围手术期高血压管理，可减少并发症、降低死亡率及住院费用。围手术期高血压是指从确定手术治疗到与本手术有关的治疗基本结束期间内，患者的血压升高幅度大于基础血压的30%，或收缩压 ≥ 140 mmHg 和 / 或舒张压 ≥ 90 mmHg。围手术期控制高血压的原则是保证重要脏器灌注，降低心脏后负荷，维护心功能。术前继续服用 β 受体阻滞剂和钙通道阻断剂。但需停用血管紧张素转换酶抑制剂及血管紧张素受体拮抗剂。血压控制目标 <140/90 mmHg，术中血压波动幅度不超过基础血压的 30%[17]。目前尚无延期手术的高血压阈值，原则上轻、中度高血压（<180/110 mmHg）不影响手术进行[18]。对于复合妊娠破裂大出血，不论血压多高，都应急诊手术。

6. 术前使用抗栓药物的管理。对于复发性流产、合并自身免疫性疾病（如抗磷脂综合征、系统性红斑狼疮）、合并易栓症、反复着床失败的患者，在孕期可能使用阿司匹林、低分子肝素等抗凝药物[19-20]。此时应根据手术类型评估出血风险，决定是否需要术前停用抗凝药物。接受低出血风险手术的患者，可以继续抗凝治疗；对于非低出血风险的手术患者，术前应暂停抗凝药物。服用阿司匹林的患者：①出血风险低的手术或心血管事件中高危者，可以不停用抗血小板药物，但需注意出血风险；②术中血流动力学很难控制者或心血管事件低危者，术前可考虑暂时停用阿司匹林治疗。对于使用低分子肝素者，建议术前 20~24 h 停用，术后根据不同出血风险选择 24~72 h 开始使用普通肝素或低分子肝素，对于出血风险高的手术，普通肝素或低分子肝素在术后 48~72 h 恢复[21]。

7. 术前禁食。择期患者术前禁食 12 h，尤其需关注复合妊娠破裂需急诊手术患者术前禁食情况，因急诊患者反流误吸的发生率是择期手术的 4.5 倍[22]。原则上在术前 2 h 以上禁止摄入清液体，清液体包括（但不局限于）水、不含果肉的水果汁、碳酸饮料、清茶及黑咖啡。术前 6 h 以上禁止摄入固体食物和非母乳，同时进食油炸或油脂食物会延长胃排空时间。确定合适禁食时间时，摄入量及类型都必须考虑在内[23]。如患者为饱胃状态，给予留置胃管及给予药物处理预防肺误吸[24]，药物可选择甲氧氯普胺。甲氧氯普胺是普鲁卡因胺衍生物，是外周胆碱能激动剂和中枢多巴胺受体拮抗剂。甲氧氯普胺 10 mg 静脉注射可增加食管下括约肌张力，具有止吐作用，并通过增加胃蠕动减少胃容量。甲氧氯普胺可在 15 min 内对胃容量产生显著影响。甲氧氯普胺可穿过胎盘，但研究显示其对胎儿无显著影响[25]。近年来，将胃部超声技术用于胃排空延迟患者，以评估胃内容物性质及胃容量的研究时有报道[26]。胃窦是胃区最适合超声扫描的部位，胃窦不仅对超声成像高度敏感，而且可以准确地反映全胃的内容。右侧卧位下测得的胃窦部横截面积（cross sectional area，CSA）与胃容量（gastric volume，GV）的相关性最高[27]。2017 年 Bouvet[28]利用胃部超声技术评估择期和急诊手术患者的空腹和饱胃比例，将 340 mm² 作为空胃及高危胃的截断值，择期手术患者饱胃率为 5%，急诊手术患者饱胃率为 56%，故提出对所有急诊患者进行胃内容物超声评估。陈慧[29]提到妊娠中晚期可能会因子宫增大压迫胃，孕激素诱导胃排空延迟，但复合妊娠大多为早孕期患者，故可按照非妊娠患者进行评价。

三、麻醉

1. 麻醉前评估。麻醉前应进行麻醉评估，包括对患者病情的全面评估；是否合并失血性休克，必要时及时给予术前液体复苏；宫内胚胎是否保留；同时应考虑采用快速序贯诱导，以最大限度地降低肺误吸的风险。术前应制订早期气道管理策略，不建议使用喉罩[30]。

2. 麻醉方式的选择。

（1）全身麻醉。目前对于复合妊娠手术多采用全身麻醉，全身麻醉的好处包括保护气道以减少误吸的风险，良好的肌肉松弛以保障良好的手术条件，控制通气以调节孕妇动脉血二氧化碳分压（$PaCO_2$）。此外，全身麻醉可以避免为了足够的气腹所需的高神经轴感觉阻滞水平或倾斜体位导致的孕妇不适感受。气腹的建立会伴随着心血管和呼吸生理的显著变化，因此，改变孕妇体位和建立气腹时应平缓渐进，监测血流动力学状态[30]。

（2）区域阻滞麻醉。区域阻滞麻醉包括连续硬膜外麻醉和腰硬联合麻醉。实施后使腹壁肌肉松弛，盆腔器官的暴露基本上可以满足手术的要求。另一方面，妇科附件手术时间短，心肺功能较好的年轻患者完全可以耐受腹腔镜气腹压力。且区域阻滞麻醉的药物用量小、血清浓度低，理论上致畸的概率较低。在刘凤[31]的研究中，纳入 49 例复合妊娠，其中全身麻醉 17 例，区域阻滞麻醉 32 例，均未出现畸形儿。其中全身麻醉组及区域阻滞麻醉组流产率（23.53% 和 15.63%）、活产率（64.71% 和 81.25%）差异无统计学意义。

3. 麻醉药物的选择。异位妊娠发病一般在停经后平均 40~55 天，此时宫内胚胎正处于组织快速分化阶段，对有害物质最敏感，胎儿最易受药物的影响而造成畸形。在使用临床治疗剂量和维持正常生理功能的情况下，尚无任何麻醉剂被证明有致畸作用[25]。除了致畸效应，母体暴露于麻醉药物对新生儿神经系统发育是否存在影响，目前尚无统一的观点。现有研究表明，孕期母体暴露于麻醉药物，会引起啮齿类动物胎儿的神经细胞凋亡，从而引起子代的行为学异常[32]。但因为物种差异，动物研究中使用的麻醉剂剂量通常远大于临床使用的剂量等原因，动物研究的结果价值有限，这可能需要更长时间的随访跟踪。人类和动物研究表明，在子宫内短期（<3 h）和单次暴露于麻醉剂或镇静剂药物对发育中的胎儿大脑没有影响[33]。美国食品药品监督管理局建立了风险分类系统，以帮助医生在为孕妇选择治疗药物时权衡风险和获益。大多数麻醉剂，包括静脉诱导剂、局麻药、阿片类药物和神经肌肉阻滞药，被归类为 B 类或 C类（表 12-3）[34]。

表 12-3　美国食品药品监督管理局麻醉剂分类

麻醉剂		分类
静脉诱导剂	依托咪酯	C
	丙泊酚	B
	氯胺酮	C
	硫喷妥钠	C
吸入麻醉药	地氟烷	B
	恩氟烷	B
	异氟烷	C
	七氟烷	B
局部麻醉药	布比卡因	C
	利多卡因	B
	罗哌卡因	B
	丁卡因	C
	可卡因	X

续表

麻醉剂		分类
阿片类药物	瑞芬太尼	C
	芬太尼	C
	舒芬太尼	C
	吗啡	C
	哌替啶	B
肌肉松弛剂	罗库溴铵	B
	维库溴铵	C
	顺阿曲库铵	B
	泮库溴铵	C
	琥珀酰胆碱	C
苯二氮䓬类药物	安定	D
	咪达唑仑	D

（1）静脉诱导剂。

①丙泊酚。丙泊酚是临床应用最广泛的静脉麻醉药物，是一种小分子的脂溶性药物，起效迅速，诱导平稳，作用时间短，当以临床有效剂量用于妊娠早期的孕妇时，不会致畸[35]。丙泊酚是快速序贯诱导时的首选静脉麻醉药物，目前推荐将丙泊酚用于剖宫产全身麻醉及妊娠期非产科手术全身麻醉诱导[36]。

②依托咪酯。依托咪酯是一种含咪唑的催眠药，无镇痛作用，通常用于静脉诱导全身麻醉，自 1979 年以来一直用于产科麻醉实践。依托咪酯也可能导致胎儿血清皮质醇浓度的抑制，尽管尚不清楚这种抑制水平是否具有临床意义[25]。

（2）吸入麻醉药。吸入麻醉药多为挥发性卤素类，常用的包括异氟烷、地氟烷和七氟烷。通常用于全身麻醉的维持期。挥发性卤素的剂量以最低肺泡有效浓度（minimum alveolar concentration，MAC）表示，在动物模型（妊娠母羊）中的研究表明，使用中等浓度（例如 0.75~1.0 MAC）的挥发性卤素对母体和胎儿的影响最小[25]。

（3）局部麻醉药。利多卡因及布比卡因常用于神经阻滞及硬膜外麻醉，可透过胎盘，其中布比卡因可用于分娩镇痛，但在妊娠前3个月应用布比卡因的临床报道较少。在韩素云[37]的研究中采用利多卡因和布比卡因，未发现畸形儿。

（4）阿片类药物。阿片类药物的主要机制是与大脑和脊髓中特定受体的结合，临床上常用的芬太尼、瑞芬太尼，起效迅速，作用时间短，可以安全有效地应用于辅助生殖技术[38]。

（5）肌肉松弛剂。去极化剂肌松药，能与乙酰胆碱受体结合而引起突触后膜去极化和肌纤维成束收缩。而在神经肌肉接头处不易被胆碱酶分解，因而作用时间长，使突触后膜不能复极化，对神经冲动释放的乙酰胆碱不再发生反应，结果产生肌肉松弛作用。其中琥珀酰胆碱是首选肌肉松弛剂，因其为高度离子化的水溶性物质，只有少量可以穿过胎盘。非去极化肌松剂，能与突触后膜的乙酰胆碱受体结合，但不引起突触后膜的去极化，从而阻断神经肌肉的传导功能。首选罗库溴铵，很难透过胎盘，起效迅速，可以安全地应用于妊娠早期的快速序贯诱导[39]。

（6）苯二氮䓬类药物。苯二氮䓬类药物是中枢性抑制药，通过激动苯二氮䓬受体，导致氯离子通道开放，使细胞膜超极化，从而抑制神经元放电，降低神经细胞兴奋性，同时也激动GABA受体，产生抑制，包括咪达唑仑、地西泮，主要用于诱导麻醉。在妊娠早期使用苯二氮䓬类药物可能导致出生缺陷（如唇腭裂）[25]，故需谨慎选择。

四、腹腔镜手术

对于不同部位的宫内外复合妊娠，治疗方式也有所不同，包括期待治疗及手术治疗，其中手术治疗方式为B超定位减胎术、开腹和腹腔镜手术治疗等。手术的主要原则是在患者安全的前提下，尽可能保留宫内妊娠，去除异位妊娠。手术方式(经腹或经腹腔镜)的选择应根据外科医生的技能、患者的病情及意愿、医疗设备配置等综合考虑。妊娠曾被认为是腹腔镜手术的禁忌证，但目前文献报道，腹腔镜手术对母胎有良好安全性，妊娠期腹腔镜手术的死胎率为0.4%，术中孕妇并发症发生率为 3.86%，术后产妇并发症发生率为 4%，其中严重并发症占比小于 1/3[40]。Reedy 等[41] 研究了 1973—1993 年瑞典 200 万次分娩中的 2233 例腹腔镜和 2491 例开腹手术病例，结果评价了出生体重、妊娠期、宫内生长受限、先天性畸形、死产和新生儿死亡，腹腔镜手术组与开腹手术组相比，无统计学显著差异。在胡晓吟[42] 的研究中，纳入 264 例宫内外复合妊娠的患者，其中 145 例为腹腔镜手术探查，发生早期流产 11 人（7.6%），119 例进行了开腹手术，发生早期流产 3 人（2.5%），但两组差异并无统计学意义（$P>0.05$）。腹腔镜手术相对于传统开腹手术有许多益处，包括术后疼痛更轻、呼吸和胃肠功能更早恢复正常、更快恢复正常活动水平和住院时间更短。2019 年英国妇科内镜学会（the British Society for Gynaecological Endoscopy，BSGE）/ 英国皇家妇产科医师学会（the Royal College of Obstetricians and Gynaecologists，RCOG）[24] 指出，与经腹手术相比，附件的腹腔镜手术不增加母胎风险，如果有合适的手术设备和专业技能，腹腔镜手术应该是合适的手术方式。

尽管大量现有证据证实了妊娠期腹腔镜手术的安全性，但腹腔镜检查对母体和胎儿的影响仍然存在，包括：①子宫和 / 或胎儿创伤的风险；②二氧化碳吸收导致胎儿酸中毒的风险；③母体心输出量减少；④继发于腹膜内压升高的子宫胎盘血流量减少的风险。故妊娠期腹腔镜手术应由受过培训和具备能力的高年资腹腔镜外科医生施行，以缩短手术时间和减少并发症的发生。

在连照安[43] 的研究中纳入 20 例有生育结局的复合妊娠，其中 5 例发生异位妊娠破裂（宫内妊娠结局：流产者 2 例，足月产 3 例），15 例未发生破裂（宫内妊娠结局：流产者 6 例，足月产 9 例），比较两组妊娠结局，差异无统计学意义（$P>0.05$），提示异位妊娠是否破裂对复合妊娠术后宫内妊娠结局无影响。又按手术时间是否大于 60 分钟将其分成 2 组，手术时间大于 60 分钟者 15 例（宫内妊娠结局：流产者 5 例，足月产 10 例），手术时间小于 60 分钟者 5 例（宫内妊娠结局：流产者 3 例，足月产 2 例），比较两组宫内妊娠结局，差异无统计学意义（$P>0.05$），提示手术时间是否大于 60 分钟对复合妊娠术后宫内妊娠结局无影响。但因该研究样本量较小，异位妊娠是否破裂、手术时间的长短等对复合妊娠术后宫内妊娠是否存在影响尚需进一步大样本量研究。

腹腔镜手术的关键点包括：

①放置穿刺器。因异位妊娠部位不同，有些可能孕 3 个月才行手术治疗，此时需根据子宫大小、术者经验以选择首个穿刺器的位置，以避免因为观察孔离宫底太近而导致的子宫穿孔和视野受限，目前没有推荐的最佳位置。

②气腹压力的设置。美国胃肠内镜外科医师协会（the Society of American Gastrointestinal Endoscopic Surgeons，SAGES）于 2017 年发布 SAGES 妊娠期腹腔镜使用指南[44]提出腹腔镜治疗中 CO_2 气腹压力为 10~15 mmHg 时对妊娠患者是安全的。气腹压力水平应根据患者的生理情况进行调整。鉴于 CO_2 所致酸中毒可能对胎儿的潜在危害，建议术中监测呼气末二氧化碳分压（$ETCO_2$）。

③能量器械的应用。Mathevet 等[45]在 48 例妊娠期腹腔镜附件术中使用单极剪刀和双极电凝，术中无并发症发生。Park 等[46]报道了 8 例妊娠期使用超声刀行阑尾切除术，无手术并发症。这些研究表明在妊娠期使用能量设备（包括超声刀，双极和单极能源）不会增加相关并发症的风险以及对胚胎的伤害。但手术医生需要重视能量器械安全使用原则，以避免副损伤，尽量不要使用能量器械触碰子宫。

④穿刺孔的缝合。2019 年 BSGE/RCOG 指南提出大于 10 mm 的切口发生疝的风险为 1%~2%，预防切口疝的方法是连续闭合筋膜。欧洲和美国疝学会相关指南[47]也提出腹腔镜手术需连续闭合筋膜。孕期随着孕周增大，腹壁逐渐变得紧张，妊娠期结缔组织松弛，且阴道分娩时腹压增加，脐疝风险更高。

五、保胎应用

1. 孕激素治疗。复合妊娠多数与辅助生殖技术有关，实施辅助生殖技术过程中超促排卵的应用，促性腺激素释放激素激动剂和促性腺激素释放激素拮抗剂能抑制内源性黄体生成素（luteinizing hormone，LH）峰，导致内源性黄体生成素不足；大量外源性 HCG 诱发排卵，通过负反馈影响垂体黄体生成素的分泌，从而导致黄体期孕酮水平低下，故需常规使用黄体支持，无论是否合并先兆流产或自然流产史[48]。早在 1998 年 SAGES 在妊娠期腹腔镜指南[49]中提出妊娠期腹腔镜术后应进行孕激素治疗。同时我国复合妊娠专家共识[50]提出复合妊娠手术治疗后，推荐继续给予孕激素治疗，待宫内妊娠稳定后孕激素可逐渐减量，并维持至 12 周及以上。在妊娠过程中孕激素可通过与 Ca^{2+} 结合，提高子宫平滑肌兴奋阈值，抑制子宫收缩从而维持妊娠。除了内分泌效应，孕激素还具有免疫效应，妊娠后通过促进母 - 胎界面 CD56+ 淋巴细胞分泌孕酮诱导封闭因子（PIBF），促进母 - 胎界面的免疫耐受，防止胚胎排斥。孕酮诱导封闭因子对 T 辅助细胞及自然杀伤细胞（natural killer cell，NK 细胞）等均有调节作用。孕酮诱导封闭因子对胚胎保护性免疫调节机制包括：①产生特异性的封闭抗体；②使 T 辅助细胞以 TH2 细胞因子应答为主，介导抑制炎症的体液免疫反应；③抑制 TH1 细胞因子，如抑制巨噬细胞活化及 NK 细胞激活等，降低细胞免疫应答。孕激素类药物分为天然孕激素和合成孕激素。合成孕激素多为孕酮或睾酮衍生物，具有雄激素样作用，可能增加子代出生缺陷风险[51]。黄体酮是目前用于黄体支持的主要孕激素，根据其用法分为：①肌内注射黄体酮；②阴道用黄体酮，包括黄体酮缓释胶囊和微粒化黄体酮胶囊，在阴道流血时慎用；③口服黄体酮，剂型包括微粒化黄体酮胶囊和地屈孕酮，其中地屈孕酮为逆转孕酮。目前国内外对复合妊娠围手术期黄体酮使用的剂量研究报道不一。在胡晓吟[42]的研究中，264 例患者进行复合妊娠手术治疗，术前肌内注射黄体酮 60 mg，术后继续黄体支持治疗（未提及剂量），247 例（活产率93.6%）患者活产，其中早产 83 例（早产率 33.6%）。在 Ku[52]报道的病例中，术后使用肌内注射黄体酮 100 mg 每天 1 次及口服地屈孕酮 10 mg 每天 2 次进行预防流产的处理，但持续时间文中未详细说明。在 Pisarska[53]的研究中，术前及术后 2 天内均给予肌内注射黄体酮注射液 100 mg 每天 1 次，第三天将其减少到 50 mg 每天 1 次。文献对复合妊娠围手术期黄体酮剂量的报道，大多为个案报道、小样本的回顾性分析，缺乏循证医学证据。

2. HCG。HCG 是由胎盘的滋养细胞分泌的一种糖蛋白激素，剂型包括尿源性 HCG（UHCG）和基因重组 HCG（RHCG），RHCG 25 μg 相当于 UHCG 的 6750 IU。HCG 与黄体生成素分子结构高度同源，有共同的 α 亚单位和高含量的胱氨酸成分，区别仅在于 HCG 具有独特的 β 亚单位结构及最大的 β 亚单位，可作用于黄体生成素受体、代替黄体生成素作用，刺激黄体持续分泌孕酮。在复合妊娠围手术期，一些单位选择 HCG 联合孕激素预防流产。在史成梅[38]的报道中，采取术后肌内注射黄体酮 60 mg 及 HCG 3000 IU 保胎治疗。孕激素维持到妊娠 10~12 周，逐渐减量停药。在韩素云[37]的研究中，采取术前术后肌注 HCG 2000 IU 及黄体酮 20 mg 隔天 1 次，持续至孕 12 周。

3. 抑制子宫收缩治疗。复合妊娠患者术后可通过抑制宫缩来减少流产、早产的发生。除使用孕激素外，2022 年发表的复合妊娠专家共识中提到还可使用间苯三酚、硫酸镁、阿托西班、利托君、屈他维林等抑制子宫收缩，但相关用药在妊娠早期使用的循证医学证据不足[50]，使用前应签署超说明书用药知情同意书。

第二节　妊娠期监督

宫内外复合妊娠患者应纳入高危妊娠进行妊娠期的监督与管理，尤其异位妊娠部位与子宫相近者，如输卵管间质部妊娠、宫角妊娠、子宫肌壁间妊娠、宫颈妊娠、剖宫产瘢痕妊娠及部分腹腔妊娠患者，在妊娠过程中应时刻警惕子宫破裂的并发症。复合妊娠患者整个孕期应由妇科、产科、超声科、生殖科等多学科综合管理，建立严密的随访机制，并建议患者在具有抢救孕产妇及新生儿条件和经验的医院产检，以便得到及时的救治。

1. 加强孕期的健康教育，加强孕妇对产前保健的认识，教会孕妇自我监测，除了自数胎动、临产表现等常规监测，还应监测孕妇有无腹痛情况，宫内合并宫颈妊娠者，需关注阴道流血、白带异常、下腹坠胀等情况。

2. 妊娠期应加强营养指导，即使未合并妊娠期糖尿病也建议控制饮食，避免巨大儿发生。

3. 按照《孕前和孕期保健指南（2018）》[54]的规定进行产前检查，必要时需增加检查次数，同时超声检查需注意异位妊娠部位，如宫角部肌层、剖宫产瘢痕部位的完整性，如超声检查发现子宫局部失去肌层结构或表现为外凸低回声光团、腹腔出现积液等，应高度怀疑不完全性子宫破裂的可能。合并子宫颈妊娠病史者需注意子宫颈管长度。

4. 孕期可由产科医生主导，妇科、超声科、生殖科等相关科室辅助，进行多学科综合管理，建立严密的随访机制，有条件的医院可建立个人专案管理。

5. 分娩方式的评估与时机。目前对分娩的方式与时机无统一的专家共识，可分为两类。一类为与子宫关系不大的异位妊娠，如宫内合并输卵管妊娠或部分宫内合并腹腔妊娠，此类孕妇，如无剖宫产指征，达 41 周应给予引产处理。另一类为合并与子宫关系较大的异位妊娠史，在充分个体化评估的基础上，确定剖宫产术医学指征及时机。

6. 加强对孕产妇心理健康问题的重视，因复合妊娠患者多与辅助生殖技术有关，患者常为不孕症，孕期合并较大的心理压力，孕早期又出现复合妊娠，故在孕期，患者压力通常较大，对该类孕妇可进行心理健康问题的筛查和评估，有助于早期识别孕产妇的心理问题，及时干预或转诊[55]。

参考文献

[1] 刘莹莹. 探讨患者身份识别制度在手术室安全管理中的作用 [J]. 吉林医学，2014，35（1）：166-167.

[2] Li X H, Ouyang Y, Lu G X. Value of transvaginal sonography in diagnosing heterotopic pregnancy after in-vitro fertilization with embryo transfer [J]. Ultrasound Obstet Gynecol, 2013, 41（5）: 563-569.

[3] Kondrup J, Rasmussen H H, Hamberg O, et al. Nutritional risk screening （NRS 2002）: a new method based on an analysis of controlled clinical trials [J]. Clin Nutr, 2003, 22（3）: 321-336.

[4] 郎景和，王辰，瞿红，等. 妇科手术后深静脉血栓形成及肺栓塞预防专家共识[J]. 中华妇产科杂志，2017，52（10）：649-653

[5] Qu H, Li Z, Zhai Z, et al. Predicting of venous thromboembolism for patients undergoing gynecological surgery [J]. Medicine（Baltimore）, 2015, 94（39）: e1653.

[6] 谭令梅，欧阳振波. 美国胃肠内镜外科医师协会妊娠期腹腔镜使用指南的解读 [J]. 现代妇产科进展，2018，27（10）：780-782.

[7] ACOG Practice Bulletin No. 195: Prevention of Infection After Gynecologic

Procedures［J］. Obstet Gynecol，2018，131（6）：e172-e189.

［8］ Tanner J，Melen K. Preoperative hair removal to reduce surgical site infection［J］. Cochrane Database Syst Rev，2021，8（8）：CD004122.

［9］ 嘉若琳，李真，管一春，等.宫内外复合妊娠经阴道超声引导下减胎术后结局分析［J］.现代妇产科进展，2023，32（10）：772-775.

［10］郑彩虹，汪凤梅，赵梦丹，等.妇产科围手术期抗菌药物预防使用指导方案［J］.中国药学杂志，2021，56（3）：250-256.

［11］山东省疼痛医学会，刘玉光，张师前，等.妇科手术部位感染防控的专家共识（2020年版）［J］.北京医学，2020，42（12）：1223-1230.

［12］杨东，白文佩.卵巢黄体破裂诊治中国专家共识（2024年版）［J］.中国实用妇科与产科杂志，2024，40（5）：535-540.

［13］Christoffel J，Maegele M. Guidelines in trauma-related bleeding and coagulopathy：an update［J］. Curr Opin Anaesthesiol，2024，37（2）：110-116.

［14］中国人民解放军急救医学专业委员会，中国医师协会急诊医师分会，北京急诊医学学会，等.创伤失血性休克中国急诊专家共识（2023）［J］.中华急诊医学杂志，2023，32（11）：1451-1464.

［15］Liu T，Li Y，Teng D，et al. The characteristics of iodine nutrition status in China after 20 years of universal salt iodization：an epidemiology study covering 31 provinces［J］. Thyroid，2021，31（12）：1858-1867.

［16］中华医学会麻醉学分会.围术期血糖管理专家共识（快捷版）［J］.临床麻醉学杂志，2016，32（1）：93-95

［17］李军.围术期高血压管理专家共识［J］.临床麻醉学杂志，2016，32（3）：295-297.

［18］Weber M A，Schiffrin E L，White W B，et al. Clinical practice guidelines for the management of hypertension in the community：a statement by the American Society of Hypertension and the International Society of Hypertension［J］. J Hypertens，2014，32（1）：3-15.

［19］中华医学会妇产科学分会产科学组，复发性流产诊治专家共识编写组.复发性流产诊治专家共识（2022）［J］.中华妇产科杂志，2022，57（9）：653-667.

［20］中国医师协会生殖医学专业委员会，中国女医师协会生殖医学专业委员会.反复种植失败临床诊治中国专家共识［J］.中华医学杂志，2023，103（2）：89-100.

［21］刘凤林，张太平.中国普通外科围手术期血栓预防与管理指南［J］.中国实用外科杂志，2016，36（5）：469-474.

［22］Landreau B，Odin I，Nathan N. Pulmonary aspiration：epidemiology and risk factors［J］.Ann Fr Anesth Reanim，2009，28（3）：206-210.

［23］孙德峰，安刚.术前禁食和应用药物减少肺部误吸危险实用指南［J］.临床麻醉学杂志，2005，21（1）：68-69.

［24］Ball E，Waters N，Cooper N，et al. Evidence-based guideline on laparoscopy in pregnancy：commissioned by the British Society for Gynaecological Endoscopy（BSGE）endorsed by the Royal College of Obstetricians & Gynaecologists（RCOG）［J］.Facts Views Vis Obgyn，2019，11（1）：5-25.

［25］Kuczkowski K M. The safety of anaesthetics in pregnant women［J］.Expert Opin Drug Saf，2006，5（2）：251-264.

［26］陈娅璇，马武华.胃超声预防围术期反流误吸的研究进展［J］.临床麻醉学杂志，2020，36（8）：821-823.

［27］Van de Putte P，Perlas A. Ultrasound assessment of gastric content and volume［J］.Br J Anaesth，2014，113（1）：12-22.

［28］Bouvet L，Desgranges F P，Aubergy C，et al. Prevalence and factors predictive of full stomach in elective and emergency surgical patients：a prospective cohort study［J］.Br J Anaesth，2017，118（3）：372-379.

［29］陈慧，刘存明.胃部超声在胃排空延迟患者麻醉中的应用进展［J］.临床麻醉学杂志，2022，38（6）：654-657.

［30］陆琦，王玉东.2019年英国妇科内镜学会/英国皇家妇产科医师学会《妊娠期腹腔镜手术指南》解读［J］.中国实用妇科与产科杂志，2020，36（2）：139-144.

［31］刘凤.不同麻醉对复合妊娠患者妊娠结局与围产结局的影响［D］.杭州：浙江大学，2018.

［32］Palanisamy A，Baxter M G，Keel P K，et al. Rats exposed to isoflurane in utero during early gestation are behaviorally abnormal as adults［J］.Anesthesiology，2011，114（3）：521-528.

［33］Vasco Ramirez M，Valencia G C M. Anesthesia for nonobstetric surgery in pregnancy［J］.Clin Obstet Gynecol，2020，63（2）：351-363.

［34］Beilin Y. Anesthesia for nonobstetric surgery during pregnancy［J］.Mt Sinai J

Med, 1998, 65（4）: 265-270.

［35］ Soares de Moura R, Silva G A, Tano T, et al. Effect of propofol on human fetal placental circulation［J］. Int J Obstet Anesth, 2010, 19（1）: 71-76.

［36］ Murdoch H, Scrutton M, Laxton C H. Choice of anaesthetic agents for caesarean section: a UK survey of current practice［J］. Int J Obstet Anesth, 2013, 22（1）: 31-35.

［37］ 韩素云, 袁鹏, 丁辉, 等. 腰硬联合麻醉下腹腔镜手术保守治疗宫内宫外复合妊娠［J］. 实用医学杂志, 2012, 28（20）: 3453-3454.

［38］ 史成梅, 宋雪凌, 徐懋. 宫内早孕合并输卵管妊娠腹腔镜手术麻醉管理及妊娠结局（附48例报告）［J］. 中国微创外科杂志, 2016, 16（2）: 154-157.

［39］ Allaert S E, Carlier S P, Weyne L P, et al. First trimester anesthesia exposure and fetal outcome. A review［J］. Acta Anaesthesiol Belg, 2007, 58（2）: 119-123.

［40］ Erekson E A, Brousseau E C, Dick-Biascoechea M A, et al. Maternal postoperative complications after nonobstetric antenatal surgery［J］. J Matern Fetal Neonatal Med, 2012, 25（12）: 2639-2644.

［41］ Reedy M B, Källén B, Kuehl T J. Laparoscopy during pregnancy: a study of five fetal outcome parameters with use of the Swedish Health Registry［J］. Am J Obstet Gynecol, 1997, 177（3）: 673-679.

［42］ 胡晓吟, 张路, 林奕, 等. 胚胎移植后宫内外复合妊娠手术治疗264例分析［J］. 实用妇产科杂志, 2019, 35（9）: 710-713.

［43］ 连照安. 腹腔镜及开腹手术方式对宫内外复合妊娠宫内妊娠结局影响的Meta分析及临床研究［D］. 昆明: 昆明医科大学, 2021.

［44］ Pearl J P, Price R R, Tonkin A E, et al. SAGES guidelines for the use of laparoscopy during pregnancy［J］. Surg Endosc, 2017, 31（10）: 3767-3782.

［45］ Mathevet P, Nessah K, Dargent D, et al. Laparoscopic management of adnexal masses in pregnancy: a case series［J］. Eur J Obstet Gynecol Reprod Biol, 2003, 108（2）: 217-222.

［46］ Park S H, Park M I, Choi J S, et al. Laparoscopic appendectomy performed during pregnancy by gynecological laparoscopists［J］. Eur J Obstet Gynecol Reprod Biol, 2010, 148（1）: 44-48.

［47］ Deerenberg E B, Henriksen N A, Antoniou G A, et al. Updated guideline for closure of abdominal wall incisions from the European and American Hernia Societies

　　　　　［J］. Br J Surg，2022，109（12）：1239-1250.

［48］陈子江，林其德，王谢桐，等 . 孕激素维持早期妊娠及防治流产的中国专家共识［J］. 中华妇产科杂志，2016，51（7）：481-483.

［49］Guidelines for laparoscopic surgery during pregnancy［J］. Surg Endosc，1998，12（2）：189-190.

［50］中国优生科学协会生殖道疾病诊治分会，中国优生科学协会肿瘤生殖学分会，薛凤霞，等 . 复合妊娠诊治中国专家共识（2022 年版）［J］. 中国实用妇科与产科杂志，2022，38（12）：1207-1214.

［51］孙赞，刘平，叶虹，等 . 黄体支持与孕激素补充共识［C］. 2015 中国医师协会妇产科医师大会论文集，2015.

［52］Ku C W，Ong I，Chan J K Y，et al. Abdominal heterotopic pregnancy post-IVF double embryo transfer［J］. BMJ Case Rep，2022，15（2）：e246649.

［53］Pisarska M D，Casson P R，Moise K J Jr，et al. Heterotopic abdominal pregnancy treated at laparoscopy［J］. Fertil Steril，1998，70（1）：159-160.

［54］中华医学会妇产科学分会产科学组 . 孕前和孕期保健指南（2018）［J］. 中华妇产科杂志，2018，53（1）：7-13.

［55］中华预防医学会心身健康学组，中国妇幼保健协会妇女心理保健技术学组 . 孕产妇心理健康管理专家共识（2019 年）［J］. 中国妇幼健康研究，2019，30（7）：781-786.

（王　倩）